Die Angst ist ein Krake

von Ulli Fritz-Becker

Die Angst ist ein Krake

Mein Leben mit der Angsterkrankung

von Ulli Fritz-Becker

DeBehr

Herausgeber: Verlag DeBehr, Radeberg
Erstauflage: 2009
ISBN: 978-3941758131
Umschlaggestaltung: fotolia Copyrigth by Chrisharvey

Ulli und Ulli-Ich haben es schwer, zueinander zu finden. Liegt es daran, dass Ulli keine Seele hat?

Vielleicht ist Ulli kein Mensch, sondern ein Trollkind, das die Trollmutter ihrer Menschenmutter unterschob und dann die richtige Ulli mitnahm. Ulli aber möchte ein Mensch sein. Denn nur Menschen werden vom lieben Gott anerkannt und können in den Himmel kommen, wenn sie tot sind.

Wie kann Ulli ein Mensch werden? Wie an eine Seele kommen?

Nichts ist drinnen, nichts ist draußen.
Denn was innen ist, ist außen.
Johann Wolfgang von Goethe

Inhaltsverzeichnis Seite

Prolog

Ich stehe im Nebel – meinem Nebel - stehe zwischen Vorher und Nachher, zwischen Alles und Nichts. Ich bin der Punkt, durch den sich alles zieht.
Den Nebel atme ich ein, ziehe ihn durch mich hindurch, stoße ihn aus. Ich taste mich durch den Nebel, suche, bange. Es muss doch noch etwas da sein außer mir, ein Gegenüber, ein „Du“, in dem ich mich spiegeln kann. Wie sollte „Ich“ sein ohne das „Du“? Ich suche, taste und finde – nichts.
Woher komme ich? Ich weiß es nicht. Wo will ich hin? Keine Ahnung. Wie ist mein Name? Ich habe keinen.
Ich brauche einen Namen. „Ich“ ist kein Name. „Ich“ ist wesenlos. Erst ein Name gestaltet Gestaltloses, gibt mir eine Persönlichkeit. Die Erkenntnis trifft mich wie ein Faustschlag.
Vor mir teilt sich der Nebel. Heraus schält sich ein weißes Gewand. Es wallt auf mich zu, nimmt Form an. Darf das wahr sein? Ein „Du“ gesellt sich zu mir?
„Wer bist du?“, frage ich vorsichtig, „wie ist dein Name?“
Aus der Gestalt schält sich ein langer Zeigefinger und zeigt auf mich. „Ich bin gekommen, dir deinen Namen zu geben.“
Ich atme auf, halte die Wesenheit fest mit meinem Blick. Ihr Gewand und der Nebel sind eins, wenn sie sich nicht bewegt. Ist sie mein Außerhalb, mein nach außen gedrungenes Innerhalb?
„Mir scheint, ich bin hier fremd“, flüstere ich, „ich weiß nichts von mir. Mir fehlt jede Erinnerung.“
„Jetzt bin ich da“, antwortete es aus dem Nebel. „Ich gebe dir einen Namen und eine Erinnerung. Da schau hin.“
Ihr langer Zeigefinger weist nach unten. Ich folge ihm mit meinen Blicken und sehe einen Winzling, zusammengerollt in einer Kugel. Es könnte ein kleiner Mond sein, ein Planetlein.
„Was ist das?“, frage ich alarmiert.
„Das ist Ulli“, antwortet es aus dem Nebel, „das bist von jetzt an du.“
„Nein“, schreie ich entsetzt auf. „ich will nicht so ein Winzling sein.“
Die Lippen der Nebelgestalt blasen sich zu ballonartiger Größe auf, bewegen sich blubbernd auf und ab.
„Ulli passt gut zu dir“, blubbern die Lippen. „Ich korrigiere mich niemals.“
Der Nebel schnurrt zusammen zu einer Linie und rollt sich auf. Unter mir wächst die Dunkelheit. Ich falle, falle, falle.

Angstkrake

Er liegt auf der Lauer, dieser Angstkrake mit seinen klebrigen Fangarmen. Zentnerschwer krabbelt er durch meinen Körper, plustert sich auf und drückt alles zusammen, was in mir ist. Wenn er mich ausgefüllt hat bis oben hin, zieht ein Teil von ihm nach draußen. Dennoch wird es nicht leichter in mir, wie man glauben möchte. Er dehnt sich aus, wickelt mich ein. Ich stecke in ihm. Er steckt in mir. Ich habe keine Angst mehr. Ich bin Angst.
Ich kann mich zusammenkauern, bewegungslos verharren, den Atem anhalten. Der Krake weicht nicht von mir. Das Blut singt in meinem Kopf. Mein Bauch stöhnt und pocht. Gleich werde ich explodieren. Gleich wird mein Innerstes nach außen geschleudert. Angst! Fünf Buchstaben - nur umfasst sie die ganze Welt. Angstwelt, Höllenwelt, Fegefeuererde, Planet der Büßenden, Ausgestoßene, Verdammte. Der Ort, zu dem der liebe Gott die Sünder schickt?
„Fürchtegott, Donnergott. Was machst du mit mir? Was habe ich getan?"
„Du hast keine Gnade gefunden vor meinen Augen", spricht der Herr.

Wie die Wirklichkeit ihren Anfang nahm

Eine junge Frau liegt im Bett eines Krankenzimmers unter dem Fenster. Sie presst und stöhnt. Ihr Gesicht ist ein einziger, erstickter Schrei. Schweiß perlt ihr von der gequälten Stirn.
„Weiter, weiter", feuern die zwei Krankenschwestern sie an, die an ihrem Bett stehen, „pressen, atmen, pressen, Atem anhalten, pressen. Sooo ist es gut."
Verflixt, warum kommt das Kind denn nicht?
„Tapfer sein, junge Frau. Zähne zusammenbeißen. Gleich ist es geschafft."
Die junge Frau keucht, beißt gehorsam die Zähne zusammen. Jemand wischt ihr die Stirn ab.
„Aua." Der Atem bleibt ihr einen Moment lang in der Kehle stecken. Wie abgebrochen.
„Weiteratmen", befiehlt eine Stimme.
Das Wort wird von der morgenroten Sonne geschluckt, die sich durchs Fenster schauend mehr und mehr in Gold verwandelt. Der Muttermund ist jetzt offen. Drinnen bewegt sich nichts, schiebt sich nichts vor. Was ist los mit dem Baby? Der herbeigeeilte Arzt fährt kurz entschlossen mit einer Hand hinein, ertastet etwas, kann es greifen, halten, ziehen.

Das Baby flutscht. Die junge Frau seufzt erleichtert auf. Noch spürt sie nicht, dass etwas nicht stimmt. Noch ist sie zu erschöpft, um von ihrem Baby Notiz zu nehmen. Hauptsache, der Bauch ist leer.
Ist das Baby tot? Kein Atem, kein Herzschlag, die Nabelschnur fest um den kleinen, dünnen Hals gewickelt. Der Arzt wickelt sie ab, knipst sie ab. Das Menschlein hängt schlaff in seiner Hand. Aber noch gibt er nicht auf. Er bläst seinen Atem in das Mündchen, hält das blaue Körperlein unter kaltes Wasser, klopft seinen Po, massiert das Herzchen. Da, die Haut wird morgensonnenrot, nicht nur am Po. Noch liegt der Winzling da wie eine Flickenpuppe. Aber er zuckt mit dem linken Beinchen. Die Augenlider zittern. Der Arzt massiert weiter, klopft, schwitzt. Aus Babys Mündchen explodiert ein zwerchfellerschütternder Schrei.

Schreihals wird Ulli genannt von den großen, wogenden Köpfen mit Glubschaugen, die Mutti, Omi oder sonst wie heißen. Denn sie kann kreischen wie eine Kettensäge. Wenn die nassen Münder und kitzelnden Finger an ihrer Wange entlang schlabbern, erschauert der kleine Körper und läuft krebsrot an. Den Mund sperrangelweit aufgerissen, die Augen zusammengepresst, die Händchen zur Faust geballt.
„Wo nimmt sie nur so viel Luft her?“ staunt Omi. „Sie erstickt noch einmal an ihrem Zorn.“
„Zorn“ sagt sie. Ist das Zorn, wenn das Herz im Ulli-Körper flattert, weil sie nicht weiß, was mit ihr geschieht? Mutti, hilflos, mutlos, müdaugig, packt das brüllende Bündel und bringt es ins Kinderbett im Schlafzimmer. Ulli beruhigt sich, steckt den Daumen in den Mund. Hier ist Wärme, Vertrautheit, eine Insel im wogenden Meer.
„Also ein Wonneproppen bist du nicht“, schüttelt sich Mutti-Kopf und geht zurück zur Tür.
Ulli nuckelt sich in den Erschöpfungsschlaf. Schlafen heißt vergessen.
Es ist Krieg, die Zeit der Verlorenen, Sterbenden, deren letzter Schrei weit weg von der Heimat auf den Schlachtfeldern Europas verstummt.
In Königsberg herrscht eine trügerische Ruhe. Die Frauen, deren heilige Aufgabe es sein soll, Hausfrau und Mutter zu sein, machen jetzt Männerarbeit, schuften in den Fabriken, springen überall ein, wo Not am Mann ist. Omi arbeitet als Straßenbahnschaffnerin. Mutti darf im Moment zu Hause bleiben, weil sie dem Führer ein Kind geboren hat. Die Lebensmittel verknappen sich. Soldaten kommen auf Fronturlaub. Fast jeder von ihnen versucht, eine Spur zu hinterlassen, damit etwas von ihm weiterlebt, falls er selbst nicht wiederkommen sollte. Neues Leben soll erblühen für das mit Blut erkaufte, zukünftige großdeutsche Reich.

Rätselhaftes Ulli-Sein

Ulli lernt krabbeln und brabbeln. Omi-Kopf ist ihr inzwischen ebenso vertraut wie Mutti-Kopf. Auch die Omi-Arme sind keine Ungeheuer mehr, die von irgendwoher auftauchen. Sie streicheln, wiegen, trösten. Sie sind ebenso lieb wie die Mama-Arme.
Mit der Zeit siegt die Entdeckungslust über die Angst. Betasten, in den Mund stecken, fallen lassen und schauen, wo es geblieben ist. Das Sein verliert seinen Schrecken durch die Berührung mit den Fingern, den Lippen, der Zunge. Alles, was an Ulli heranwogt und wieder weg wellt, wird fest und ruhig, wenn sie es berührt.
Die Welt öffnet sich mehr und mehr. Wenn Ulli unten auf dem Boden sitzt, sieht sie nur Beine, Tischbeine, Stuhlbeine, Mutti-Beine, Omi-Beine, aber keinen Kopf, obwohl er da sein muss. Denn Ulli hört vertraute Stimmen über sich. Und Stimmen kommen immer aus einem Kopf, wie sie inzwischen weiß. In Abständen schießen Omi- oder Mutti-Arme aus dem Nichts auf sie zu, um ihr das Mäulchen zu wischen oder sie hochzuheben. Bei der Gelegenheit neigt sich auch der dazugehörige Kopf tief zu ihr hin. Das Ulli-Sein ist voller Rätsel.

“Komm Heia machen.“
Mutti trägt Ulli ins Gitterbett. Sie nimmt die Ulli-Hände in ihre Hände und beginnt zu beten.
„Lieber Gott, lass den Papa gesund aus dem Krieg kommen. Mach, dass Königsberg von den Bomben verschont bleibt. Und überhaupt mach ein Ende mit dem bösen Krieg. Amen.“
Anschließend singt sie das „Papalied.“
Maikäfer flieg.
Dein Papa ist im Krieg.
Deine Mutti ist in Pommerland.
Pommerland ist abgebrannt.
Maikäfer flieg.
„Pommerland“ brabbelt Ulli vor sich hin, „Pommerland“.
Es ist das erste Wort, das sie spricht, wenn man von „Mama“ absieht.
„Pommerland“, welch ein wunderbar schwingendes Einschlafwort. Es klingt nach einer fernen Erinnerung. Nachdem ihr die Augen zugefallen sind, atmet Mutti erleichtert auf.
„Weißt du“, flüstert sie, um Ulli beim Einschlafen nicht zu stören, „mir wäre es zwar lieber gewesen, du würdest „Papa“ und „bitte“ und „danke“ sagen, damit dein Papa sieht, wie gut ich seine Tochter erziehe. Aber ein Wort, das dich einschläfert, ist auch nicht zu verachten.“

Eines Tages, kurz nach ihrem ersten Geburtstag zieht Ulli sich am Stuhl hoch und erschrickt. Sie möchte sich zurückplumpsen lassen. Aber wie? Hm, gleichzeitig ist es ein kribbelndes Gefühl, allein auf seinen eigenen Beinen zu stehen und zu merken, dass sie nicht nur zum Zappeln und Herumrutschen gut sind. Wie anders die Welt von hier oben aussieht. Man kann hochgucken und hinuntergucken. Und durch dieses Hinauf- und Hinuntergucken verschmelzen Mutti-Kopf, Mutti-Arme und Mutti-Beine zu einer Einheit. Eine ganze Mutti steht in der Tür und beobachtet Ulli aufmerksam. Ullis Beinchen knicken etwas ein. Krampfhaft hält sie sich am Stuhlsitz fest. Muttis Mund ist vor lauter Lachen ein großes Loch geworden. Sie geht ein paar Schritte auf Ulli zu, bleibt stehen und breitet die Arme aus.
„Komm Ulli, lauf zu Mutti, du kannst es. Probier es! Trau dich. Los!"
Ulli zögert, überlegt. Was ist, wenn die Beinchen umfallen? Muttis Stimme lockt und Muttis Hand wedelt mit einem Keks. Ulli beschließt tapfer, ihn sich zu holen. Sie lässt den Stuhl los, schiebt vorsichtig ein Bein vor das andere, wackelt, fängt sich wieder, streckt die Arme aus. Da – Muttis Arme haben sie aufgefangen.

Pommerland-Papa

Pommerland-Papa hat geschrieben. Bevor er nach Italien abkommandiert wird, darf er noch einmal seine Familie besuchen. Jetzt wird Ulli endlich erfahren, was das überhaupt ist, dieser Pommerland-Papa. Mutti und Omi reden viel von ihm, vor allem Mutti betont immer wieder, dass sie ihn so lieb hat und es gar nicht erwarten kann, ihm seine kleine Tochter zu zeigen.

Er steht im Wohnzimmer, so riesengroß, dass Ulli ihren Kopf weit nach hinten biegen muss, um zu ihm aufschauen zu können. Mutti jauchzt, weint und wirft sich in seine Arme. Der Riese hebt Mutti hoch und wirbelt mit ihr durchs Zimmer. Sie jubeln. Sie lachen und weinen. Ulli kriecht ängstlich unter den Tisch.
O Schreck, jetzt lässt der Riese Mutti los und geht geradewegs auf Ulli zu. Seine langen Arme schießen nach vorn, packen Ulli und heben sie hoch in die Luft.
„Das ist also meine Ulli."
Ulli beginnt zu brüllen. Ihr Gesicht erinnert an eine Tomate. Alles an ihr bebt. Mutti hält sich die Hände vors Gesicht.
„Ich schäme mich so", flüstert sie.

„Mein Gott, welch ein Organ“, sagt die Papa-Stimme beeindruckt, „sie kann ja damit Tote aufwecken.“
Seine langen Arme rudern mit der schreienden, sabbernden Zappel-Ulli im Kreis herum, hoch über seinem lachenden Kopf. Dann fahren die Papa-Arme mit Ulli tiefer und drücken sie fest an die Papa-Brust.
„Beruhige dich doch, du kleiner Schreihals“, schmeichelt seine Stimme. „Ich bin dein Papa. Hörst du? Papa!“
Ulli steckt sich den Daumen in den Mund.
„Papa“, schluchzt sie am Daumen entlang.
Mutti lacht befreit auf. Papa bedeckt Ullis Gesicht mit Küssen.
„Mein kleines Mädchen“, flüstert er bewegt. „Du brauchst keine Angst vor deinem Papa zu haben. Dein Papa hat dich lieb.“
Das kleine Mädchen beginnt wie wild zu nuckeln, als gäbe es etwas aus dem Daumen heraus zu lutschen.

Luftschutzhexen

Huiii. Laut und eindringlich heulen die Sirenen. Die Ohren schmerzen. Alles am Körper vibriert. Mutti hastet zum Kinderbett, reißt Ulli heraus, ergreift ihre schon gepackte Tasche. Ulli verschlafen und verwirrt, beginnt zu greinen.
„Sei still, Ulli, sei still. Schone meine Nerven. Wir müssen in den Luftschutzbunker. Bombenalarm.“
„Bombenlarm“, plappert Ulli plötzlich hellwach, „Bombenlarm.“
Wieder ein neues Wort. Ulli ist ständig auf der Suche nach neuen Wörtern, vor allem nach solchen mit L, weil sie die Zunge in Bewegung halten.
„Sie quasselt wie ein Buch“, hatte Mutti dem Papa ins Feld geschrieben. „Du wirst staunen, wenn du wieder da bist.“
Die Straße ist bevölkert von Muttis, Omis und Kindern, obwohl es Nacht ist.
„Das sind die Engländer“, schreit jemand. Der Luftschutzwart hält die Tür auf. „Los, kommt schnell, schnell“, drängt er. Die Menschen schubsen sich in den Raum. Papas sind keine dabei, aber ein paar Opas. Auch der Luftschutzwart ist ein Opa, so wie Ullis Opa.
„Luftschutzwart“ muss Ulli vorsichtig aussprechen. Sonst verheddert sich die Zunge mit dem „L“ und dem „Sch“, und sie sagt „Schutzluftwart.“ Dagegen ist „Feind“ leicht auszusprechen. Dafür ist es ein Bösewichtwort. Der Feind ist nämlich schuld daran, dass die Sirenen einen so oft in den Keller schicken.

Kaum ist die Tür zum Luftschutzbunker zugeschlagen, bricht ein Gewitter los. Es knattert, donnert, blitzt, tost und knallt. Ein paar Kinder halten sich die Ohren zu und verkriechen sich weinend in den Schoß ihrer Muttis und Omis. Die Muttis und Omis beten mit bebenden Lippen.
Mutti drückt Ulli ganz fest an ihre Brust und hält ihr den Mund zu, damit ja kein Schrei herausdringt. Und weil Ullis Schrei nicht heraus kommen darf, kriecht er in den Bauch und lässt ihn auf- und nieder zittern. Um sich abzulenken, lauscht Ulli dem Gebetsgemurmel im Raum. Jeder betet zu irgendeinem, der helfen soll. Mutti betet zum lieben Gott. Einige andere flehen einen Herrn Jesus an und wieder andere soll eine Maria beschützen. Den lieben Gott kennt Ulli schon aus Muttis Gebeten, aber wer sind Jesus und Maria, die auch helfen sollen, obwohl sie nicht da sind? Das Mariengebet gefällt Ulli am besten, weil es ein Gedicht ist.
Maria breit den Mantel aus
Mach Schutz und Schirm für uns daraus.
Lass uns darunter sicher stehn und alle Feind vorüber gehn.
„Mutti, was ist das: breit den Mantel aus?“ fragt sie, kaum dass Mutti die Hand von ihrem Mund genommen hat, um sie auszuschütteln.
„Ach Kind“, antwortet Mutti zerstreut, „das sind doch die Katholischen. Wir beten zu keiner Maria. Wir beten zum lieben Gott.“
„Breit der Gott auch den Mantel aus?“, Mutti?“
Mutti antwortet nicht. Zusammengekauert sitzt sie auf dem Feldbett und wiegt Ulli auf ihrem Schoß.
Rums, Blitz. Die Betten wackeln. Die Petroleumlampe kippt. Eine Frau kann sie gerade noch auffangen.
Krach, klirr. Irgendwo geht eine Fensterscheibe zu Bruch. Alles schreit auf, wird wieder still. Sehr still. Mutti hält Ulli umklammert und schaut ängstlich auf ihren geöffneten Mund.
Die Sirenen heulen wieder auf. Ein Aufatmen geht durch den Raum. Denn jetzt heißt das Entwarnung. Ein paar Frauen lachen sogar und fangen an, ihre Siebensachen zusammenzupacken.
„Bleibt besser hier“, meint der Luftschutzwart. „Das ist sicher nicht das letzte Mal heute Nacht. Ich rieche das.“
„Kommts über'n Schwanz, kommts über'n Hund“, versucht Mutti zu scherzen, stellt Ulli auf den Boden und ...
Ein gewaltiger Herzschlag, plopp. Was ist das? Von überall her strömen Hexen. Sie fallen aus den Wänden, springen von den Pritschen, rollen durch den Raum, laufen auf Ulli zu. „Huuu, hihihi.“
Ulli brüllt wie am Spieß. Das Bombengewitter war nichts dagegen.
„Ulli, sei still“, versucht Mutti dagegen anzuschreien, „die Kinder spielen doch bloß mit den Gasmasken.“

„Nehmt die verflixten Gasmasken vom Gesicht", brüllt jetzt auch der Luftschutzwart.
Die Kinder gehorchen widerstrebend, ziehen sich die Masken vom Gesicht und werfen sie auf die Feldbetten. Jetzt sind die Hexen verschwunden, so schnell wie sie gekommen waren. Alle schauen empört von Mutti auf Ulli. Ulli macht den Mund zu. Mutti bricht in Tränen aus.

Brüderchen

Omi und Mutti wollen vorübergehend nach Schlauthienen zu Omis Freundin ziehen, weil die Luft in Königsberg dünn wird und der Krieg auf dem Land nicht so zu spüren ist. Dafür müssen sie einen Antrag stellen und um Erlaubnis bitten. Denn nur bei Vorlage dieser Erlaubnis wird man nach einem Fliegerangriff da, wo man hingezogen ist, versorgt. Alles ist inzwischen rationiert und wird nach einem bestimmten Plan verteilt.
Mutti und Omi bekommen die Erlaubnis. Aber Opa Luftschutzwart muss in Königsberg bleiben. Omi ist traurig. Aber sie hat ja noch Werner, Muttis kleinen Bruder, für den sie die Verantwortung trägt.
Papa hat noch einmal Fronturlaub bekommen. Er ist erleichtert, dass Mutti und Omi die Stadt verlassen haben. Denn er ist längst nicht mehr so hoffnungsfroh wie bei seinem letzten Besuch. An einen Sieg mag er fast nicht mehr glauben.
Ulli lutscht gedankenvoll an ihrem Daumen. Da ist wieder dieses Wort „glauben", das nach „Angst" das im Moment am häufigsten gebrauchte Wort bei den Großen ist. Wenn Ulli nur wüsste, was „glauben" bedeutet. Jedenfalls muss man glauben, sonst hat man Angst. Oder man glaubt und hat trotzdem Angst? Wie macht man das, glauben?

Mutti steht am Herd und rührt hingebungsvoll die Kartoffelsuppe um, Papas Lieblingsessen. Papa sitzt rittlings auf einem Küchenstuhl und schäkert mit ihr, während Ulli ihre von Omi genähte Flickenpuppe durch die Gegend wirft.
„Ulli, frag den Papa mal, ob er dir ein Brüderchen mitbringt, wenn er das nächste Mal kommt?" bittet Mutti sie plötzlich.
Ulli hält ein in ihrem Treiben und horcht auf. Zögert. Sie schaut von Mutti zu Papa. Ein Brüderchen? Was ist das nun wieder? Wie kommt Mutti jetzt darauf? Das Wort „Brüderchen" hört sich gar nicht gut an. Vielleicht liegt es daran, dass gleich nach dem „B" ein „R" kommt.

R-Wörter mag Ullis Mund sowieso nicht besonders, weil das „R“ aus dem Hals rollen soll, was meistens nicht richtig klappt. Mutti wiederholt ihre Bitte, schaut Ulli eindringlich an. Sie scheint ganz erpicht auf dieses Brüderchen zu sein. Aber warum soll Ulli den Papa fragen? Ulli will doch kein Brüderchen. Papa hat seine Stirn in Falten gelegt und schaut ebenfalls erwartungsvoll in Ullis Richtung. Der Pocher in Ullis Bauch setzt sich in Bewegung. Tapfer stellt sie sich vor Papa hin und fragt ihn vorsichtig: „Brüderchen?“
Papa lacht, nimmt sie auf seinen Schoß und antwortet: „Mal sehen, wenn du schön brav bist, überlege ich es mir.“
Hm. Und wenn sie nicht brav ist? Bleibt sie dann vom Brüderchen verschont? Ulli schaut Mutti an. Mutti nickt zufrieden. Nun stellt Papa Ulli wieder auf den Boden, gibt ihr einen leichten Klaps auf den Po, was heißen soll, „geh wieder spielen“ und wendet sich an Mutti. Sie sprechen jetzt über ganz andere Dinge. Das Wort „Brüderchen“ kommt in dem Gespräch nicht mehr vor, aber dafür ein ähnlich blödes R-Wort: „Rommel“.
Was ist ein Rommel? Ist damit das Brüderchen gemeint? Oder wieder etwas anderes? Hoffentlich bittet Mutti Ulli jetzt nicht, den Papa zu fragen, ob er ihr einen Rommel mitbringt. Sie schnappt ihre Flickenpuppe und kriecht mit ihr unter den Esstisch.
„Brüderchen, Brüderchen“, brabbelt sie vor sich hin, „Brüderchen, Rommel“. Dabei schlägt sie die Puppe auf den Boden. Papa und Mutti werden auf sie aufmerksam, lachen.
„Guck mal“, prustet Papa, unser Schlumske ist jetzt schon eifersüchtig auf das Brüderchen.“

Das Ungeheuer

Papa muss zurück an die Front, wieder so ein verflixtes R-Wort, vor dem man sich in Acht nehmen muss. Alle R-Wörter, die Ulli kennt, klingen wie Hundeknurren, selbst Brot, obwohl man das essen kann. Aber harmlos ist auch Brot nicht. Einmal ist ihr ein Stück Brot im Hals stecken geblieben. Sie bekam keine Luft mehr und vor lauter Husten konnte sie nicht einmal mehr schreien. Da bekam selbst Mutti einen Schreck. Sie rief immerzu: „Achgottachgott“ und klopfte Ulli solange auf den Rücken, bis ihr das Stück Brot endlich aus dem Mund fiel. Ulli möchte am liebsten kein Brot mehr essen, weil sie befürchtet, dass es ihr wieder im Hals stecken bleibt. Aber Mutti lässt ihr das nicht durchgehen.

„Brot ist schwer zu verdienen“, sagt sie, „du kannst froh sein, dass du überhaupt noch etwas zu essen hast.“
Jedenfalls, sobald das Wort „Front“ fällt, beginnt Mutti zu weinen. Selbst Papas Oberleutnantsuniform will sie nicht mehr sehen. Dabei war sie immer ganz versessen darauf, dass er sie anzog, wenn sie spazieren gingen. Papa tat ihr den Gefallen nicht immer. Denn wenn er die Uniform anhatte, musste er dauernd die Hände heben und „Heil Hitler“ sagen.
Jetzt auf dem Weg zur Front hat er sie angezogen und Mutti scheint es auf einmal nicht recht zu sein. Jedenfalls hört sie nicht mehr auf mit dem Weinen.
Um zur Front zu kommen, muss Papa zuerst zu einem Bahnhof gehen. Mutti und Ulli begleiten ihn. „Bahnhof“ ist ein langweiliges Wort und wird erst interessant, als sie da sind.
Ein großes, schwarzes Ungeheuer nähert sich und bläst weißen Dampf aus seinem Kopf.
„Tschtschtschtsch“. Das Ungeheuer heult laut auf. „Tschuhuhu“. Es bleibt stehen.
„Ach Gott“, ruft Papa, „der Zug fährt schon ein.“
Ulli starrt mit schreckgeweiteten Augen auf das Ungeheuer, das Papa einen Zug nennt. Das Tschuhuhu-Geheul verstummt. Auf einmal sieht das Ungeheuer ganz friedlich aus. Es öffnet seinen Bauch, spuckt Soldaten aus und verschluckt dafür andere. Ulli erscheint das alles unheimlich. Zum Glück trägt Papa sie auf dem Arm. Sie krallt sich ganz fest an seinen Hals, schließt die Augen und vergräbt ihr Gesicht in seinen Uniformkragen.
„Ist ja schon gut, mein Kleines“, beruhigt Papa sie, „ich komme bald wieder und gehe dann nie mehr fort. Versprochen.“
Mutti schluchzt laut auf und lehnt sich an Papas Schulter.
„Wer weiß, ob du jemals wiederkommst“, stammelt sie.
Papa küsst ihr das ganze Gesicht.
„Mir passiert nichts“, sagt er leise. Ich habe einen Schutzengel. Und wenn der Krieg zu Ende ist, machen wir uns ein schönes Leben, wir drei. Dann kann uns nichts und niemand mehr trennen. Lange kann der Wahnsinn ja nicht mehr dauern.“
Dann wendet er sich wieder Ulli zu.
„Schön brav sein, bis ich wiederkomme, hörst du? Dann bringe ich dir auch ein Brüderchen mit.“
Er stellt sie auf den Boden und streicht ihr über den Kopf. Ulli zuckt zusammen. Geht Papa deshalb an die Front und kommt vielleicht nicht wieder? Warum will Mutti das Brüderchen überhaupt? Ihr ist es doch auch nicht recht, wenn Papa nicht wieder kommt?

Während es in Ullis Kopf arbeitet, lässt sie das Ungeheuer nicht aus den Augen. Papa löst sich von Mutti und Ulli, läuft auf das Ungeheuer zu, springt auf die Plattform, dreht sich noch einmal um und winkt. Alle Soldaten im Ungeheuerbauch winken. Warum sind sie da bloß hineingegangen? Müssen sie alle an die Front, um ein Brüderchen zu holen? Warum denn, wenn das so schlimm ist? Wozu braucht man ein Brüderchen? Die Luft zittert vor Traurigkeit.
„Tschtschtsch, Huuuu." Aus dem Kopf des Ungeheuers quillt wieder der dichte weiße Dampf. Die Leute auf dem Bahnsteig gehen ein paar Schritte zurück und rufen wie wild nach ihren Soldaten, mit denen das Ungeheuer nun wegrattert. Ullis Grauen wird immer größer, je mehr sich das Ungeheuer vom Bahnhof entfernt. Schließlich hält sie es nicht mehr aus. Aus ihrem Mund entflieht ein markerschütternder Schrei. Die Leute auf dem Bahnsteig drehen sich augenblicklich nach Ulli um und starren sie an, als sei sie das Ungeheuer. Mutti greift verlegen nach Ullis Arm und zerrt sie schnell mit sich fort.

Schlitterbomben

Jetzt ist der Russenfeind, oder der Iwan, wie Mutti auch manchmal sagt, in Ostpreußen eingefallen. Die Menschen sind auf einmal so aufgeregt, dass sie wie ein aufgescheuchter Bienenschwarm durch die Gegend schwirren. Sie haben nur eins im Sinn: Weg von hier, obwohl es kurz vor Weihnachten ist und klirrend kalt. Aber besser unterwegs erfrieren, als dem Iwan in die Hände zu fallen. Ulli versteht die Welt immer noch nicht. Warum muss man weglaufen, wenn der Iwan irgendwo hineinfällt. Das ist doch nicht zum Weglaufen. Und wieso fällt man ihm dann in die Hände. Der Ulli-Kopf tut schon weh vor lauter Nachdenken. Aber Mutti fragen hat im Moment keinen Zweck.
Die Menschen fühlen sich jedenfalls nicht mehr sicher in ihrer Heimat. Sie packen hastig alles zusammen, was sie tragen können und laufen auf die Straße. Sie wollen in den Westen fliehen. Die Omas und Opas, die nicht mehr laufen können und natürlich die kleinen Kinder werden auf einen Karren oder in einen Kinderwagen gesetzt und geschoben.
Es gibt aber auch Leute, die es vorziehen, in der Heimat zu bleiben, komme was da wolle. Auch Ullis Omi gehört dazu. Sie hat beschlossen, mit Werner nach Königsberg zurückzugehen, um in Opas Nähe zu sein. Denn der Opa darf nicht fliehen. Er muss in seinem Luftschutzkeller Dienst tun. Mutti bleibt nun gar nichts anderes übrig, als mit Ulli allein die Flucht zu wagen.

Mit vielen anderen Flüchtlingen zieht sie durch die Straßen, ohne zu wissen, wohin es eigentlich geht. Den Kinderwagen schiebt sie mit der linken Hand. Denn in der rechten Hand trägt sie die große Luftschutzkeller-Tasche und auf dem Rücken einen Rucksack. Das meiste von ihrem Hab und Gut hat sie zurückgelassen, was nicht weiter schlimm ist, tröstet sie sich und Ulli. Sie kommen ja wieder zurück, sobald die Papas den Iwan-Feind vertrieben haben.
Der düstere Flüchtlingsstrom wälzt sich schweigend durch die frostkalten Straßen, verstopft die Züge, die über kurz oder lang sowieso auf der Strecke stehen bleiben, weil die Gleise zerbombt sind. Aus Muttis Augen kullern Tränen. Manchmal seufzt sie:
„Ach, lieber Gott, hilf uns doch. Mach, dass alles gut wird."
Aber dieser liebe Gott kommt nie. Vielleicht ist er auch auf der Flucht. Vielleicht ist er aber auch bei den Papas und hilft ihnen, den Feind zu besiegen. Dann kann er natürlich nicht bei den Muttis sein.
Am Straßenrand stehen Soldaten und Rote-Kreuz-Schwestern. Sie verteilen Wasser in Milchkannendeckeln, das man schnell trinken muss, weil es sonst gefriert. Manchmal gibt es auch eine Kohlsuppe, die bestenfalls lauwarm ist. Wer etwas bekommen hat, sagt: „Danke, Soldat", oder „Danke, Schwester."
Auch Ulli sagt: „Danke, Soldat." Sie summt es zusammen mit „lieber Gott" stundenlang vor sich hin wie eine Zauberformel. „Danke, Soldat, lieber Gott, danke, Soldat, lieber Gott. Manchmal verdreht sich der Sang in ihrem Mund zu „Danke, Gott, lieber Soldat."
Die Flüchtlinge laufen, fahren, setzen sich kurz irgendwo hin und laufen weiter. Frierend übernachten sie in Gräben, kaputten Häusern oder gar nicht. Denn die Drohung: „der Iwan ist hinter uns her" wirkt wie eine Peitsche. Vom Iwan hören sie ganz schreckliche Dinge. Er wirft sogar Kinder gegen die Wand. Ulli darf das Wort „Iwan" nicht in den Mund nehmen, aber auch das Wort „Russe" nicht. Dabei sagt Mutti es selbst manchmal.
Russe ist bis jetzt das schlimmste R-Wort, das Ulli kennt. Nach diesem im Hals kitzelnden „R" folgt ein „U", das wie ein Sturm klingt und dahinter ein zischendes „S", das einem durch Mark und Bein geht. Genaugenommen klingt das Wort „Russe" wie die Musik der Bomben, wenn sie vom Himmel fallen. Kein Wunder, dass der Russe ein Feind ist. Aber warum ist der Russe ein Iwan?
Sie kommen nach Pommern, dem Pommerland aus dem Papalied und werden in einem Schloss Ducherow einquartiert. Hier sollen sie bleiben, bis die Papas den Feind besiegt haben und sie wieder zurück in ihre Heimat gehen können.
Mutti ist zurzeit nicht zu ertragen. Dauernd nörgelt sie an Ulli herum.

„Ulli, mach' dich nicht dreckig."
„Ulli komm, wenn man dich ruft. Und überhaupt, plachander nicht überall herum. Bleib verdammt noch mal in meiner Nähe."
„Warum?"
„Du bist überall mit den Händen dran. Vielleicht gerätst du an eine Splitterbombe."
„Was ist eine Splitterbombe, Mutti?"
„Frag nicht so viel. Gehorch lieber. Sonst kommt dich der Nikolaus holen."
„Warum?"
„Weil dieser ungezogene Kinder in den Sack steckt und mitnimmt. Ich kann dir nur raten, benimm dich."
Mutti droht mit dem Zeigefinger.
„Und wo bringt er die Kinder hin?"
„Frag mir nicht immer ein Loch in den Bauch."
„Warum?"
„Kinderfragen mit Zucker bestreut", antwortet Mutti unwirsch. Das heißt: „jetzt halte endlich deinen Mund."
Eins jedoch ist klar, der Nikolaus muss eine Splitterbombe sein.
Eines Abends wird Muttis Drohung Wirklichkeit. Nicht, dass etwas Besonderes vorgefallen wäre. Mutti hatte sich zwar wie üblich den ganzen Tag über Ulli geärgert, wenn Ulli auch nicht weiß, warum. Sie kann im Moment ja machen und lassen, was sie will. Es scheint immer falsch zu sein. Aber zumindest das Zubettgehen abends ist ohne viel Trara über die Bühne gegangen.
Nun sitzt Mutti mit zwei anderen Frauen am Fenster und unterhält sich leise mit ihnen. Eine der Frauen strickt an einem Schal. Die Tischlampe wirft ihren warmen Schein an die Wand und auf den Teppich. Ulli nuckelt am Daumen und nuschelt dabei das Lied vom Sandmann.
„Der Sandmann ist da.
Der Sandmann ist da.
Er hat so schönen weißen Sand,
allen Kindern wohlbekannt.
Der Sandmann ist da."
Die Augen fallen ihr zu. Gleich, gleich wird sie im Traumland sein.
Bauz – mit einem Krach fliegt die Tür auf. Die Splitterbombe! Der Nikolaus! In Windeseile zieht Ulli sich die Bettdecke über den Kopf.
„Vielleicht findet er mich so nicht", hofft sie inständig.
„Wohnt hier das Mädchen, das seiner Mutti nicht gehorcht?" fragt donnergrollend die Nikolaus-Stimme.
Ulli hält den Atem an, wird steif wie ein Brett. Ihre Fäuste verkrampften sich an der Bettdecke. Warum sagt Mutti nichts? Ist sie überhaupt noch im

Zimmer? Ulli spürt, dass der Nikolaus zur Bettdecke greift. Ihr Schreckensschrei bleibt gurgelnd in der Kehle hängen und bricht ab. Das Herz will ihr aus dem Mund springen und bleibt an ihrem gebrochenen Schrei kleben. Langsam gleitet es wieder zurück in die Ulli-Dunkelheit.
„Für diesmal will ich es gut sein lassen“, hört Ulli die Nikolaus-Stimme wie aus weiter Ferne. „Ich hoffe, du bist ab jetzt artig und machst deiner Mutti nicht so viele Sorgen. Sonst komme ich wieder und nehme dich mit. Verstanden?“
Ein paar Füße stapfen zur Tür, öffnen sie, schlagen sie zu und ... Stille.
Nur sehr langsam entkrampft Ulli sich und lugt vorsichtig unter der Bettdecke hervor. Ihr Herz beruhigt sich. Ihre flatternden Augen fallen auf ein Schokoladentäfelchen zwischen den Falten der Bettdecke. Splitterbomben-Schokolade. Vorsichtig hangelt sie danach und wirft das Splitterbombending mit spitzen Fingern gegen die vom Licht beschienene Wand. Bauz! Die Schokolade fällt auf den Boden neben dem Teppich. Jetzt sieht sie aus, als sei sie ein Frosch und wolle zurückspringen.
„Wenn du sie nicht willst, dann eben nicht“, hört sie plötzlich Muttis Stimme. Nanu. Mutti ist ja gar nicht fortgewesen. Sie war die ganze Zeit über mit den beiden anderen Frauen im Zimmer und niemand hat Ulli beigestanden.
„Du bist keine Ulli-Mutti mehr“, beschließt Ulli traurig-trotzig.
„Ich habe dich immer gewarnt“, hört sie Mutti sagen. „Aber wer nicht hören will, muss fühlen. Hoffentlich ist dir das eine Lehre.“
Mutti hebt die Schokolade auf und teilt sie mit ihren Nachbarinnen.

Der Beginn der Nachkriegszeit

Die Flüchtlinge können nicht in die Heimat zurückkehren, wie ihnen versprochen wurde, weil die deutschen Soldaten nicht gesiegt haben. Der russische Iwan-Feind hält Ostpreußen besetzt. Aber dafür ist der Krieg jetzt aus.

Mutti und Ulli sind mit einem Flüchtlingstreck nach Messingen ins Emsland gekommen. Die Flüchtlinge werden bei den Bauern einquartiert, was die fuchst, wie Mutti sich ausdrückt. Und Mutti fuchst es, alles verloren zu haben und fremder Leute Brot essen zu müssen. Aber mit der Zeit gewöhnen sich alle aneinander. Die Flüchtlinge paslaken für die Bauern auf dem Feld und im Haushalt, was denen auch zupass kommt, meint Mutti. Denn schließlich haben auch sie Söhne und Knechte verloren.

Trotz aller Widrigkeiten sind Mutti und Ulli im Augenblick ganz zufrieden. Sie haben in Messingen Omi und Werner wiedergefunden, leider ohne Opa, weil er in Königsberg an Typhus gestorben ist.
„Typhus", überlegt Ulli, „klingt so nach Tiefe. Opa ist wohl in ein tiefes Loch gefallen. Hinter Wiggelsbachs Feld ist auch so ein Typhus. Den nennen die Leute hier Bombenkrater.
Weil Opa tot ist, ist Omi so etwas wie eine Kriegerwitwe, wenn auch nicht richtig, weil der Opa nicht im Kampf gestorben ist. Hm, „Kriegerwitwe". „Krieger" ist auch wieder so ein fürchterliches R-Wort, das man vorsichtig aussprechen muss, damit es nicht im Hals wehtut. Und die „Witwe" hinterher macht das Wort noch schwieriger. „Witwe" fühlt sich so halblippig an. Ist „Kriegerwitwe" nun ein böses oder ein gutes R-Wort? Mutti jedenfalls will keine Kriegerwitwe werden. Sie hofft inständig, dass Papa bald zu ihr heimkehrt.
Aber es ist schon gut, dass Omi wieder bei Mutti ist. Sie hatte schon Angst, mit Ulli allein bleiben zu müssen.
Mutti hat vor vielen Sachen Angst. Zum Beispiel hat sie Angst vor den Tommis, die hier mit ihren Auto-Jeeps durch die Straßen fahren. Die Tommis sind auch Feinde, obwohl das Wort Tommi gar nicht böse klingt. An den Tagen, an denen sie durch die Straßen fahren, geht Mutti nicht ins Dorf.
„Man kann nie wissen", sagt sie.

In diesem Herbst gibt Bürgermeister Weber die Wehrmachtsbunker an der Apfelchaussee frei, damit die Vertriebenen eine eigene Wohnung haben und die Bauern wieder unter sich sein können. Denn das Zusammenwohnen von Fremden und Einheimischen führte laufend zu Reibereien, die der Bürgermeister immer schlichten sollte, wozu er keine Lust mehr hatte.
Mutti, Ulli, Omi und Werner ziehen in einen hinteren Bunkerteil. Zehn Stufen tief muss man steigen, um in die Wohnung zu kommen. Die kleinen Fenster sitzen direkt auf dem Erdboden, gerade noch hoch genug, um das Tageslicht hereinzulassen.
Die Pappdächer werden geteert, damit es nicht durchregnet. Und es wird eine Asbestwand mit Tür eingezogen, um aus dem einen Raum zwei Räume zu machen und weil Asbest Feuerschutz bietet. Das ist gut so, denn der alte Kanonenofen, den Omi organisiert hat, pufft und knallt, dass die Funken stieben. Aber er wärmt schön. Und das ist die Hauptsache.

Wenn die Tommis durch die Apfelchaussee fahren, ist es für die Bunkerkinder das größte Vergnügen, sich am Straßenrand zu versammeln und ihnen zuzuwinken, obwohl die Muttis das gar nicht gern sehen. Was die immer haben. Die Tommis sind doch lieb. Sie werfen den Kindern Bonbons, Schokolade und Kaugummi zu und die Kinder werfen ihnen dafür Äpfel hinauf, die die Tommis im Vorbeifahren fangen. Das ist für beide Seiten ein Riesenspaß. Mit den Kaugummis allerdings haben die Kinder Probleme, weil der immer so an den Zähnen festklebt.
„Den Kaugummi muss man ausspucken, wenn man ihn durchgekaut hat, sonst verpappt er einem den Magen. Kaugummis sind nicht zum Aufessen, sondern nur zum darauf Herum kauen", erklärt Bärbels Mutti den Kindern.
Bärbels Mutti ist die einzige Bunkermutti, die sich nicht vor den Tommis fürchtet.
„Sie ist eben ein Feindsliebchen", sagt Ullis Mutti verächtlich.

Omi und Mutti arbeiten weiter beim Bauern. Für ihre Arbeit bekommen Mutti und Omi frische Milch und Kartoffeln und wenn geschlachtet wird, auch Speckschwarten und etwas Wurst. Davon schickt Omi immer einen Teil in die Stadt zu Tante Jo, ihrer zweiten Tochter und Muttis und Werners Schwester, weil sie und ihr Junge hungern müssen. Mit Kartoffeln und Speckschwarten können sie sich ein warmes Essen mit Kalorien kochen, sagt Omi.
„Kalorien", überlegt Ulli, „was ist denn das schon wieder? Sind das die Nudeln, die auch Omi in die Milchsuppe tut? Aber fragen will Ulli jetzt nicht. Sie ist es satt, immer Pomuchelskopp genannt werden oder zu hören bekommen, dass sie für so etwas noch zu klein ist.

Als es wieder Frühling wird, überlassen die Bauern den Flüchtlingen das Land am Bunker. Omi baut Kartoffeln an und sät Erbsen, Karotten, Bohnen, Radieschen und Salat.
Sobald die Kartoffeln ein Stück in die Höhe gewachsen sind, müssen Kartoffelkäfer und ihre fetten Larven abgesammelt werden. Die Käferbrut wird in einer Blechbüchse gesammelt, in die Omi, wenn sie voll ist, ein brennendes Streichholz wirft.
„Das ist auch ein Andenken vom Feind", meint Mutti. „Der hat das Zeug im Krieg auf die Äcker geworfen. Jetzt haben wir den Salat."

Die Bunkerkinder spielen im Sommer am liebsten Verstecken in den Roggenfeldern, was sie eigentlich nicht dürfen, weil sie dabei Ähren niedertrampeln. Das mag die Roggenmuhme, die die Roggenfelder bewacht, gar nicht leiden. Sie fängt die Kinder, die Ähren zertrampeln, wenn sie sie erwischt. Ähren zertrampeln ist eine große Sünde, weil das Brot, das aus dem Roggenmehl gebacken wird, heilig ist.
Es gibt sogar ein Gedicht, in dem vor der Roggenmuhme gewarnt wird. Die Warnung muss also ernst genommen werden. Das Gedicht heißt:
„Lass stehen die Blumen, lauf nicht ins Korn.
Die Roggenmuhme geht um da vorn.
Bald duckt sie nieder,
bald guckt sie wieder.
Sie wird die Kinder fangen,
die nach den Blumen langen."

Die Seele

Menschen haben eine Seele, heißt es. Nur Menschen? Nicht auch Tiere, Pflanzen, das Wasser, die Erde, das ganze Universum gar? Ist nicht alles, was ist, ob organisch oder unorganisch auf irgendeine Weise belebt und beseelt? Was ist denn Leben in letzter Konsequenz? Und was ist die Seele? Das Leben fühlt man wenigstens. Was fühlt man von der Seele?
Ist die Seele ein unsichtbares Organ mit Sitz im Herzen oder im Kopf? Ist die Seele das Heimatorgan des Geistes? Oder ist die Seele einfach der Sammelbegriff für unser Gemütsleben? Aber vielleicht ist die Seele auch der Geist der Atemluft, die uns durchweht.

Nach altem Glauben sind Seelen die Dahingeschiedenen, welche ruhend in einem See auf ihre Wiedergeburt warten. Auch wir haben gelernt, dass das Leben im Wasser begann. Ist die Seele also kein Teil von uns, sondern wir selbst, die dem See entsprungenen?

Das Jahr ist wie ein Karussell

Seit ein paar Tagen singt Ulli das Churchill-Lied, das sie von den Schulkindern aufgeschnappt hat:
„Chamberlain wollt Auto fahren
Und hatte kein Benzin.
Da setzt er sich in'n Kinderwagen
Und Churchill muss ihn ziehn."

Mutti wird ganz nervös, wenn sie das Lied hört, weil es ein Tommi-Lied sein soll, obwohl das Wort ‚Tommi' gar nicht darin vorkommt.
„Trotzdem sing es nicht auf der Straße, hörst du? Die Tommis sollen das lieber nicht hören."
„Warum?"
„Weil sie sich damit veralbert vorkommen."
„Warum?"
„Na, weil Churchill der englische Kriegsminister ist oder so was Ähnliches."
„Und der Chamberlain?"
„Weiß ich nicht. Und nun hör auf mit der Fragerei."
Mutti atmet tief durch.
„Und was ist ein Kriegsminister?" hakt Ulli nach.
„Kinderfragen mit Zucker bestreut." Mutti hat keine Lust mehr, auf Ullis Fragen einzugehen, weil das immer ausufert, wie sie meint.
Ulli hüpft auf einem Bein und summt wieder und wieder: „Chamberlain wollt Auto fahren."
Eigentlich will sie es gar nicht mehr singen. Denn sie will die Tommis nicht verärgern und Mutti nicht unnötig Angst machen. Aber sie bekommt das Lied nicht aus ihrem Kopf. Was ist das bloß wieder, das in ihr etwas anderes macht als sie will. Hat sie noch eine zweite Ulli im Kopf? Und ist das diese zweite Ulli, die „Ich" heißt. Omi und Mutti wollen ja immer, dass sie „Ich" sagt, wenn sie von sich spricht.
„Du bist doch schon ein großes Mädchen."
Ulli hat bisher nicht verstanden, auf welche Weise das „Ich" zu ihr gehören soll.
„Alle Menschen sagen „Ich", wenn sie von sich sprechen, außer den Babies. Und du bist kein Baby mehr", erklärt ihr Mutti.
„Aber was ist „Ich", Mutti?"
„Denk einfach „ich bin Ulli", dann klappt das schon."

Na ja, vielleicht ist wirklich noch eine Ich-Ulli in ihr. Das würde so manches erklären, was Ulli eigenartig vorkommt, zum Beispiel, dass sie manchmal etwas will und gleichzeitig nicht will. Sie weiß dann überhaupt nicht, wie sie sich entscheiden soll.

Die Roggenernte ist vorbei. Die Kinder laufen mit ihren selbst gebastelten Drachen über die Stoppelfelder. Auch Ulli hat einen Drachen. Werner hat ihn gebastelt, der eigentlich Ullis Onkel ist, den Ulli aber nicht Onkel ruft, weil er noch kein Onkelalter hat.
Nach der Kornernte kommt die Kartoffelernte. Omi hat ihre geernteten Kartoffeln in einer Miete vergraben. Auch die Äpfel sind jetzt reif. Der Bürgermeister verteilt an die Flüchtlingsfamilien die Apfelbäume der Apfelchaussee zum Abernten. Jeder, der sich meldet, bekommt einen Baum. Omi weckt Kompott ein und dörrt Apfelscheiben als Wintervorrat. Die guten, nicht angeschlagenen Äpfel werden auf den Kleiderschrank gelegt. Das ganze Schlafzimmer duftet danach.
Dann kommt wieder der Winter mit seinem Frost und dem vielen Schnee. Schneemänner werden gebaut und Schneeballschlachten geschlagen. Die großen Kinder packen die Kleinen und reiben sie mit Schnee ab. Das geht mit viel Geschrei vonstatten. Die Wege sind spiegelglatt von den vielen Schlitterbahnen. Aber kaum haben die Erwachsenen Salz darüber gestreut, haben die Kinder schon wieder eine neue Schlitterbahn geschlittert.
„Das Jahr ist wie ein Karussell“, seufzt Omi. „Das Leben lässt einem nicht mehr viel Zeit, wenn man älter wird. Komisch, so schnell vergingen die Jahre nicht, als ich noch jünger war.“
Ja, Omi hat recht. Dauernd wird es Frühling, Sommer, Herbst und Winter. Dass das dem lieben Gott nicht langweilig wird. Ulli hätte sich mindestens noch eine andere Jahreszeit ausgedacht, wenn sie der liebe Gott wäre, eine Jahreszeit zum Beispiel, in der die Blumen und Bäume auch singen und reden könnten und nicht nur blühen und duften. Oder eine Jahreszeit, in der alle Menschen und Tiere von allein satt wären und nicht immer essen müssten. Dann bräuchten die Stadtleute nicht mehr fringsen gehen. Die Muttis und Omis müssten nicht kochen und hätten Zeit, mit den Kindern zu spielen. Ja, auch die Tiere und Pflanzen hätten endlich einmal Ruhe vor dem Schlachten und dem Abernten und könnten sich ihres Lebens freuen. Ulli könnte sich auch eine Jahreszeit vorstellen, in der die Sonne nicht untergeht, damit das abendliche Zubettgehen einmal wegfiele. Denn abends ist das Aufbleiben am schönsten.

Auch Sterben ist eine Schlitterbombe

Es ist ein früher, kühler Vorostermorgen. Mutti, Omi und die Vögel schlafen noch. Obwohl es Ulli fröstelt, stellt sie sich ans offene Fenster und lauscht nach draußen. Nicht der leiseste Laut ist zu hören. Unheimlich diese Stille, fast, als hätte alles aufgehört zu sein und wäre nur noch als Bild vorhanden. Nach einer Weile endlich beginnt die Sonne sich aus der Dunkelheit zu schälen. Der Himmel färbt sich schwarzrot, graurot, purpurrot, blaurot, blaurosa. Noch immer weht kein Wind.
„Die Luft atmet nicht", stellt Ulli erschrocken fest. „Und wenn die Luft keine Luft kriegt, kriegt Ulli vielleicht auch keine Luft."
Sie lauscht ängstlich in sich hinein. Doch, aus ihr atmet es. Ein Seufzer der Erleichterung. Gut. Denn wenn Ulli keine Luft mehr bekäme, müsste sie sterben. Die Luft selber stirbt wohl nicht, wenn sie keine Luft kriegt, weil sie selber die Luft ist. Luft braucht sich nicht einzuatmen. Aber Menschen, Tiere, Pflanzen müssen Luft einatmen, um nicht zu sterben. Sterben ist eine Schlitterbombe.
Es gibt nahezu nichts, woran man nicht sterben kann.
„Wenn Ulli nicht isst, stirbt sie."
„Wenn sie unters Auto kommt, stirbt sie auch."
„Wenn die Zigeuner Ulli fangen, machen sie sie tot."
Was ist das überhaupt? Sterben? Todsein? Ulli kennt tote Vögel und tote Käfer. Vor allem kennt sie tote Hühner. Das sind die, denen der Kopf abgehackt wird, um sie zu rupfen und zu brutzeln. Auch die Pflanzen werden ausgerissen, abgeschnitten und gekocht. Aber Pflanzen wachsen immer wieder nach. Die sterben nicht richtig.
Einen toten Menschen hat Ulli noch nie gesehen.
„Tote Menschen werden in eine Kiste gesteckt, der Sarg heißt und auf dem Friedhof begraben", hat Nietzes Erna Ulli erzählt.
Erna hat das bei ihrem kleinen Bruder erlebt. Eines Morgens hatte er ganz still und blass in seinem Bett gelegen.
Ulli schaudert es. Selbst beim Einschlafen kann man sterben. Man ist nie und nirgends sicher.
Letzte Woche ist Omi mit Ulli auf dem Friedhof gewesen. Denn Ulli wollte endlich einmal sehen, wo die Toten begraben liegen. Immerhin kommt sie nach Ostern zur Schule.
Sie standen vor den Grabhügeln. Omi las von den Holzkreuzen ab, wer da drin lag.
„Und die sind da alle verbuddelt?", fragte Ulli ängstlich.
„Ja", antwortete Omi, „aber nur ihr Körper. Ihre Seele ist in den Himmel zum lieben Gott geflogen."

„Ihre Seele?“
„Ja, der Mensch besteht aus Körper und Seele.“
„Ulli auch?“
„Ja.“
„Natürlich, du auch. Jeder Mensch hat eine Seele. Der Körper ist nur das Kleid, das die Seele auszieht, wenn sie in den Himmel fliegt.“
„Bist du sicher, dass Ulli, … dass Ich-Ulli eine Seele hat, eh habe, Omi? Ulli hat noch nie eine gesehen.“
„Du hast eine, sei ganz beruhigt“, meinte Omi. „Sie ist nur unsichtbar.“
„Wie gemein, dass man nicht alles sehen kann, was man hat.“
Woher weiß Omi eigentlich, dass man eine Seele hat, wenn man sie nicht sieht? Kann man sie fühlen oder hören? Aber Ulli hört und fühlt keine Seele. Sie hat bestimmt keine. Es sei denn, diese Ich-Ulli in ihrem Kopf ist eine Seele. Wenn nicht, was passiert dann mit Ulli, wenn sie stirbt? Sie hat ja dann nichts, das in den Himmel fliegt.
Dann kamen sie an das einsame, schmucklose Grab an der Friedhofsmauer.
„Wer liegt denn da drin, Omi?“
„Der Opa Grabowski, Kind.“
Ach richtig, der war ja auch plötzlich nicht mehr da. Die Leute hatten eine Zeitlang über ihn getuschelt.
„Und warum liegt er da so allein an der Mauer?“ fragte Ulli bang.
„Weil er ein Selbstmörder ist.“
„Selbstmör...“
„Ja“, seufzte Omi, „das ist jemand, der sich selbst tötet.“
„Wie macht man das, sich selbst töten?“
„Das brauchst du nicht zu wissen, Ulli. Denn das ist die größte Sünde, die ein Mensch begehen kann. Der liebe Gott lässt so eine Seele nicht mehr in seinen Himmel.“
Ullis Hasenherz begann zu randalieren.
„Nur der liebe Gott, der uns das Leben gab, hat das Recht, es uns wieder zu nehmen“, fuhr Omi fort. „Wenn wir das selbst tun, beschmutzen wir unsere Seele.“
„Und wo ist jetzt Opa Grabowskis Seele?“ Ullis Augen hingen an Omis Lippen. Omi seufzte tief.
„In der Hölle wohl. Und nun komm weiter.“
„Na, gut.“
Ulli verkniff es sich, Omi weitere Fragen zu stellen, obwohl sie gern gewusst hätte, was das nun wieder ist, die Hölle.

Seitdem ist Ulli auf der Suche nach ihrer Seele. Oft schaut sie prüfend an sich herunter bis auf die Zehenspitzen. Oder sie schneidet Grimassen im Spiegel, immer in der Hoffnung, irgendwo so etwas wie eine Seele bei sich zu entdecken.
„Glaubst du auch, dass Ulli eine Seele hat, Mutti?“
„Wie heißt das?“
„Na gut, Ich-Ulli.“
„Ich“ reicht. Also gut, jeder Mensch hat eine Seele“, antwortet Mutti, „warum solltest ausgerechnet du keine haben.“
„Ulli merkt nie etwas von ihr.“
„Sie ist doch unsichtbar, du Pomuchelskopp.“
Das weiß Ulli schon. Aber es hilft ihr nicht weiter. Wenn jeder eine Seele hat und Ulli nicht, dann muss sie sie verloren haben. Hat etwa der Nikolaus damals in Pommerland ihre Seele in den Sack gesteckt und mitgenommen? Wenn das so ist, dann ist sie im Grunde genommen nicht besser dran als der Opa Grabowski.

Ulli schüttelt die Erinnerung von sich ab. Sie hört, wie sich Mutti in ihrem Bett umdreht. Mit einem Seufzer der Erleichterung löst sie sich vom Fenster. Gleich werden Mutti und Omi aufwachen. Der Tag kann beginnen.

Das Wort

Wer hat das Sprechen erfunden? Wer die Worte? Wie hat der Mensch gedacht, als es noch keine Worte gab? Wie sich ausgedrückt? Hat er geheult wie ein Wolf, geschnurrt wie eine Katze?
Vielleicht hat er sich fühlend ausgedrückt.
Lernen, Lehren, Erfahrungen weitergeben kann man auch ohne Worte anhand von Zeichen. Aber keine Gedichte schreiben, keine Lieder singen.

Es gibt Laute, die schmeicheln, Laute, die explodieren und andere, die unergründlich sind. Der Klang eines gesprochenen oder gesungenen Wortes kann beschwören, liebkosen, verletzen und manchmal auch heilen.

Die Erfindung der Schrift hat das Wort um eine Dimension erweitert. Mit der Schrift bleibt das Wort für die Nachwelt erhalten. Aber zum Wort wird es erst, wenn man es spricht.

Vielleicht war das Wort schon vor dem Menschen da. Lautlos allerdings und ohne Farbe. Vielleicht hat der aus dem Wort bestehende Geist den Menschen erschaffen, damit er sich hört. Und durch das gesprochene Wort verwandelt er sich in ein personifiziertes Wort.

Schon in der Bibel heißt es: Am Anfang war das Wort.

Das Trollkind

Die Hamsterer aus der Stadt schleppen Teppiche und Geschirr durch die Straßen von Messingen und hoffen, dass die Bauern ihnen dafür etwas zu essen geben. Die Bauern ihrerseits hoffen, dass diese Hamsterei endlich ein Ende hat. Wenn das so weiter geht, haben sie bald selbst nichts mehr zu essen. Von dem angeschleppten Geschirr, den Teppichen und Uhren haben sie mittlerweile auch genug. Sollen sich doch die Besatzer um die aus der Stadt kümmern. Außerdem haben sie schon genug arme Flüchtlinge im Dorf, die sie durchfüttern müssen.
Ulli nimmt Omis Hand.
„Geht Tante Jo auch hamstern?"
„Ich denke schon, Ulli. Denn so viel kann ich ihr auch nicht schicken, dass sie und Gerald satt werden. Und was genauso schlimm ist, sie haben im Winter nichts zu feuern, weil die Besatzer alle Kohlen wegschleppen. Die Deutschen müssen sich ihre eigene Kohle zurückklauen. So ein Irrsinn."
„Und wie machen die das, Omi?"
Omi blickt mit nassen Augen den Hamsterern auf der Straße nach.
„Die Kinder klettern auf die Kohlenwagen, die an den Zügen angehängt sind und werfen die Kohlen herunter. Die Erwachsenen sammeln sie dann in den Sack. Das muss ganz schnell gehen, damit sie nicht erwischt werden. Und gefährlich ist es obendrein. Denn wenn der Zug anfährt, müssen die Kinder schnell herunterspringen. Außerdem ist jeder in Gefahr, von den Besatzern erwischt zu werden. Und wie oft ist schon ein Kind vom anfahrenden Zug gefallen. Da haben wir im Dorf es doch verhältnismäßig gut."
Ja, Ulli hat es gut bei Omi und Mutti. Immer wird sie satt und frieren muss sie auch nicht. Aber sie hat keine Seele und ist somit kein Mensch, auch wenn sie so aussieht. Lange hat sie sich darüber den Kopf zerbrochen, was sie sein könnte. Bis vor Kurzem war sie noch davon überzeugt, der Nikolaus hätte ihre Seele gestohlen und ihr damit das Menschsein genommen.

Aber letzte Woche, als die Kathinka, Frau Schwerans Enkelin, ihre Omi besuchte und Ulli von den Trollen erzählte, die in Dänemarks Wäldern leben und sich heimlich an Menschen heranmachen, die ein Baby im Haus haben, um es ihnen zu klauen und ihnen dafür ihr Trollbaby in die Wiege zu legen, fiel es Ulli wie Schuppen von den Augen. Sie ist ein Trollkind, das eine Trollmama als Baby heimlich der Mutti ins Kinderbett legte und die richtige Ulli mitnahm. Die Trolle glauben nämlich, durch Babyfleisch und Babyblut auch Menschen zu werden.
Ein Glück, dass Omi und Mutti noch nichts gemerkt haben.
Die Kathinka hatte von den Trollen erfahren, als sie mit der Kinderland-Verschickung nach Dänemark kam. Sie blieb bei den Pflegeeltern, bis der Krieg vorbei war. Jetzt lebt sie wieder bei ihren richtigen Eltern, hat aber oft Sehnsucht nach Dänemark und ihren Pflegeeltern.
„Wenn ich groß bin", sagt sie oft, „gehe ich wieder dahin zurück, weil die Menschen dort besser sind und nicht solche Kriegstreiber wie die Deutschen."

„Ulli bitte, jetzt hör endlich damit auf, „Ulli" zu sagen, wenn du dich meinst", seufzt Mutti. „Du bekommst jetzt jedes Mal eins auf den Mund, bis du es gelernt hast. Mensch, du gehst jetzt bald in die Schule. Was sollen die anderen Kinder und vor allem die Lehrer von dir denken?"
„Ach Mutti, Ulli hat kein „Ich" in sich, weil sie keine Seele hat."
„Wie oft soll ich dir das noch verklickern, du bist „Ich."
„Ohne Seele?"
„Ach, du immer mit deiner Seele. Jeder Mensch hat eine. Bring das endlich in deinen Schädel."
Mutti fühlt sich genervt.
„Eben. Und Ulli ist kein Mensch. Sie ist ein Tr..."
Ulli hält einen Moment ein und fährt dann fort: „Ich" ist so fremd. Warum darf Ulli nicht einfach Ulli sein?"
„Du darfst doch Ulli sein. Ulli ist dein Name. Ich nenne dich beim Namen oder Omi oder die anderen Kinder, so wie du Mutti und Omi und Bärbel sagst. Aber wenn du von dir sprichst, sagst du „Ich". Merk dir das doch endlich."
Ulli denkt nach, versucht zu verstehen. Was von Ulli ist nun Ulli und was davon könnte „Ich" sein, falls „Ich" doch ohne Seele auskommt? Das, was man sieht, ist auf jeden Fall Ulli. Das „Ich" ist unsichtbar. Und weil Ulli keine Seele hat, ist das „Ich" bei ihr nicht zu fühlen.

„Ich" und die Seele brauchen sich gegenseitig. Mutti könnte aber recht haben. Auch wenn „Ich" in Ulli im Moment noch versteckt ist, muss sie „Ich" sagen, schon damit die anderen nicht merken, dass sie kein Mensch ist. Vielleicht kann man die Seele wirklich über das „Ich" herbeirufen. Also immer fleißig „Ich" sagen.
„Wenn das mit dem „Ich"-Trick klappt", nimmt sie sich vor, „fahre ich, wenn ich groß bin, nach Dänemark und suche meine Troll-Familie auf, um sie das Ich-Sagen zu lehren. Dann brauchen sie kein Babyblut mehr trinken, um an eine Seele zu kommen.
„Ich-Ulli, Ulli-Ich, ich, ich. Es ist schon ein komisches Gefühl, ohne Seele seelisch zu reden. Ich-Ulli will mir alle Mühe geben, ein richtiger Mensch zu werden, um eine Seele zu kriegen und um in den Himmel kommen zu können."
Auch Mutti und Omi passen gut auf, dass Ulli immer „Ich" sagt. Nach Ostern darf sie sich nicht mehr verplappern. Schließlich will sie in der Schule nicht als unseelisch erkannt werden, ganz abgesehen davon, dass sie Mutti und Omi nicht blamieren darf.
So übt Ulli ständig, wenn sie allein ist, zum Beispiel nachts vor dem Einschlafen. „Ich, ich, ich, ich bin, ich habe, ich will, ich kann." Vielleicht kommt die Seele jetzt bald, und Ulli ist endlich erlöst von ihrem Trollsein.

Schule, die Stätte, in der man Lesen, Schreiben und Rechnen lernt. Ulli kann es gar nicht abwarten. Wenn Ich-Ulli, nein ich, erst einmal lesen kann, werde ich alles lesen, was ich in die Finger bekomme, Bücher, Zeitungen, Omis Bibel. Ich werde alles wissen, was es gibt, alle Geheimnisse der Welt kennenlernen", träumt sie vor sich hin.
Zum Lesen gehört das Schreiben wie der Deckel zum Topf. „Ulli" und „Ich" schreiben und lesen kann Ulli schon. Eine geschriebene Ulli sieht ganz anders aus als eine Spiegel-Ulli oder eine fotografierte. Ulli ist so begeistert, dass sie am liebsten noch viel mehr Wörter schreiben gelernt hätte, zum Beispiel Omi, Mutti, Baum, Vogel. Aber Omi ist der Ansicht, wenn man vorher schon zu viel kann, wird es in der Schule bloß langweilig. Man muss alles lesen können, was man schreibt und umgekehrt. Dann kann man alles aufschreiben, was einem so durch den Kopf geht und hinterher wieder lesen, damit man es nicht vergisst. In Ullis Kopf rumort so vieles. Sie kann überhaupt nicht aufhören zu denken.
Im Augenblick kommt ihr dauernd die Sache mit dem Nikolaus damals auf Schloss Ducherow in den Sinn. Wer war das? Ein Seelenklauer jedenfalls nicht. Denn sie war damals schon ein Trollkind. Und einen richtigen Nikolaus soll es sowieso nicht geben. Eines dieser Erwachsenenmärchen wie die Bunkerkinder sagen.

„Ist es das „Ich“ in Ulli, das immerzu denkt? Dann ist Ulli ja nur der Körper und „Ich“ der Denker und Wortfinder.“
Lesen und Schreiben sind zauberische Handlungen. Die Zauberzeichen heißen Buchstaben und haben alle eine Bedeutung. Alle fühlen sich verschieden an, wenn man sie in den Mund nimmt. Das H zum Beispiel ist ein Hauch. Es muss ausgeatmet werden. Man kann auch „Ha“ sagen und es dann erweitern auf „Hallo“ oder „Hampelmann“. Das A wiederum ist ein Schrei, mit L zusammen aber wird es zum Gesang: „Lalalala“. Die Buchstaben fügen sich zu immer neuen Wörtern zusammen. Das ist der größte Zauber überhaupt, wenn man sich überlegt, dass es bloß sechsundzwanzig Buchstaben sind, mit denen man alle Geschichten der Welt aufschreibt, mit ihnen alles sagt und alle Lieder singt. Ulli weiß genau, dass es nur sechsundzwanzig Buchstaben sind. Das Alphabet kennt sie bereits auswendig. Und bis hundert zählen kann sie auch.
Es ist zum Staunen, dass es so wenige Buchstaben sind, weil es doch manchmal recht lange dauert, bis eine Geschichte zu Ende ist.

Mutti ist nach Freren gelaufen, um Schulsachen für Ulli zu besorgen. Sie ist fast den ganzen Tag unterwegs gewesen und hat eine Papptafel mit schwarzem Anstrich mitgebracht, einen Griffel und einen Papptornister.
„Du darfst beim Schreiben nur nicht so auf die Tafel drücken“, mahnt sie, als sie Ulli die Tafel zeigt, sonst zerkratzt du sie. Wenn die Pappe durchscheint, wird sie unbrauchbar.“
„Versprochen. Darf Ulli eh … darf ich sie mal ausprobieren?“
Mutti reicht ihr Tafel und Griffel herüber. Ulli setzt sich an den Küchentisch und schreibt ganz vorsichtig: „Ich, Ich, Ich“, so wie Omi es ihr beigebracht hat, die ganze Tafel voll.
„Die Tafel schreibt sich gut, Mutti.“

Ulli wird es richtig feierlich ums Herz, als sie vor der Schule steht. Einige der I-Männeken, wie die Erwachsenen die Schulanfänger nennen, scheinen das anders zu fühlen. Manche klammern sich an ihren Muttis fest und fangen an zu weinen, als die Lehrerin kommt und die Muttis aus der Klasse schickt. Die Lehrerin ist genauso groß wie der Ein-Meter-Achtzig-Mann im Dorf, über den alle lachen, weil er keinen Satz ohne äh, äh, äh sagen kann. Die Lehrerin sagt nicht äh, äh. Dafür sieht sie aus wie eine Omi. Sie hat sogar schon mehr graue Haare als Ullis Omi. Die Lehrerin will, dass die Kinder sie „Fräulein Maltus“ nennen. Dann sollen sie sich in die Bänke setzen und ihren Tornister in das Fach unter dem Tisch legen, der Pult heißt. Sie gehorchen scharrend und klappernd.

Nun fragt die Lehrerin sie nach ihrem Namen und schreibt ihn auf ein Blatt Papier in der Reihenfolge, in der sie sitzen. Damit sie sich die Namen schneller merken kann, sagt sie.
Ulli wird langsam ungeduldig. Hoffentlich geht es bald los mit dem Lernen. Nach dem Namenaufschreiben fragt Fräulein Maltus, welche Lieder die Kinder kennen. Sie kennen viele Lieder.
„Häschen in der Grube."
„Ein Männlein steht im Walde."
„Kuckuck, Kuckuck ruft aus dem Wald..
Bürgermeisters Bernhard ruft: „Wenn auf Capri die rote Sonne ... ."
Alle schreien durcheinander. Fräulein Maltus klatscht in ihre Hände: „Aber bitte nicht so. Ich verstehe ja nichts. Hebt euern Zeigefinger hoch. Ich rufe euch dann auf."
Die Kinder strecken ihre Zeigefinger in die Höhe, lassen sie hin und her schnellen. Das macht richtig Spaß, auch wenn es nichts mit Lernen zu tun hat. Fräulein Maltus stimmt ein Lied an: „Kommt ein Vogel geflogen."
Schweißperlen stehen auf ihrer Stirn. Und den Kindern wird langsam auch warm.

Der Bösewicht

Mutti liest Ulli einen Artikel aus der Zeitung vor, von einem bösen Mann, der kleine Mädchen mit Bonbons anlockt, sie mitnimmt, ihnen weh tut und sie dann totmacht, damit sie ihn nicht verraten können. Die Polizei tappt noch im Dunkeln.
In Ullis Kopf drängen sich die Bilder, ein dunkler Mann, der kleine Mädchen und vor allem sie ergreift, irgendwo hinschleppt und ... Das Bild vom Dorfgendarmen schiebt sich dazwischen, wie er im Dunkeln herumtappt, an allen Ecken stehen bleibt und sich umschaut. Ulli versteht nicht, warum er im Dunkeln tappt. Er kann doch eine Laterne mitnehmen. Und außerdem was tun im Dunkeln kleine Mädchen draußen? Ulli liegt dann schon im Bett.
„Was meinst du, warum ich dir das vorlese, Ulli?" fragt Mutti in Ullis Gedankenfilm hinein.
Ulli zuckt zusammen.
„Warum?" fragt sie vorsichtig.

„Weil ich dich warnen will. Dass du mir auf dem Schulweg nie mit einem Fremden mitgehst. Hörst du? Nimm nichts an, wenn dir einer was schenken will, den du nicht kennst. Es könnte so ein böser Mann sein. Man sieht es den Menschen leider nicht an, ob sie gut oder böse sind."
„Ich dachte, der Bösewicht kommt nachts."
„Aber nein, er ist auch am Tag unterwegs."
„Aber warum tappt der Gendarm dann im Dunkeln?"
Mutti schüttelt den Kopf:"Das sagt man so, du Dummerchen, wenn der Gendarm nicht weiß, wer das ist."
Muttis Stimme klingt sorgenvoll.
Ein Bösewicht ist gekommen, um Ulli tot zu machen? Eine Splitterbombe? Nur - wie kann sie sich schützen? Zum Glück muss sie nur aufpassen, wenn sie auf dem Schulweg ist. Davon, dass sie auch aufpassen muss, wenn sie auf dem Nachhauseweg ist oder nachmittags auf der Straße spielt, davon hat Mutti nichts gesagt. Ullis Gehirn steht unter Gedankenfeuer.
„Reicht es, einfach nur weiterzugehen und sich die Ohren zuzuhalten, wenn der Bösewicht mich ruft und mit Bonbons lockt? Hilft Schreien? Ach so, Ich-Ulli kann ja nicht mehr schreien, wenn ich Angst habe, seit mich damals der Nikolaus oder wer das war, in den Sack stecken wollte. Es ist wohl das allerbeste, immer gleich wegzulaufen, sobald Ich-Ulli – ach ich - einen Mann sehe, den ich nicht kenne. Mit den anderen Schulkindern zusammen zur Schule zu gehen, ist sicher auch keine Lösung. Denn die wissen nichts von der Gefahr, in der ich schwebe und glauben es mir nicht. Im Gegenteil, die halten mich noch fest, wenn der Bösewicht nach mir greift, weil sie es als Spaß ansehen.
Vielleicht bildet sich Mutti auch bloß ein, dass fremde Männer, die Bonbons verteilen, Bösewichte sind. Von den Tommis hatte sie das auch gedacht."
Ulli seufzt. So ist das diesmal nicht. Diesmal steht es in der Zeitung. Und Ulli wird nur gewarnt, weil Bösewichte schwer auszumachen sind. Zauberer und Hexen sind viel leichter zu erkennen, die Hexen am Buckel und den Glupschaugen und die Zauberer am Stab und dem spitzen langen Hut. Deshalb steht von ihnen auch nie etwas in der Zeitung.
Am rechten Straßenrand hinter den Apfelbäumen befinden sich die Kornfelder. Der Roggen, der Hafer und der Weizen sind schon recht hoch. Hier kann Ulli sich gut darin verstecken, sobald sich ihr ein Fremder nähert. Hoffentlich hat die Roggenmuhme Erbarmen mit ihr und macht nicht auch noch Jagd auf sie.
Doch was macht Ulli, wenn das Korn abgeerntet ist? Daran will sie lieber noch nicht denken. Bis dahin ist der Bösewicht vielleicht schon wieder weg. Oder der Gendarm hat ihn gefangen.

Der Schulweg wird zur Tortur. Ullis Beine zittern. In ihrem Kopf brummt es und im Körper pocht es wie von lauter Hammerschlägen. Dauernd muss sie sich umdrehen.
„Liebe, liebe Roggenmuhme“, betet Ulli. „Bitte fang du mich wenigstens nicht. Ich mach das ja nur aus Angst.“
Weil Ulli sich dauernd verstecken muss, weil immer irgendein Fremder auf der Straße ist, kommt sie jeden Tag zu spät zur Schule. Fräulein Maltus wird langsam ungnädig. Eines Tages macht sie ihrem Ärger Luft.
„Wieso kommst du eigentlich immer so spät?“ wettert sie. „Du weißt doch, wann die Schule anfängt.“
Im ersten Moment will Ulli sich verteidigen, will erklären, dass ein Bösewicht ihr auflauert und die Zeitung sie vor ihm gewarnt hat. Dann stutzt sie, überlegt es sich anders.
„Warum fragt Fräulein Maltus eigentlich? Sie müsste doch wissen, in welcher Gefahr Ich-Ulli schwebt. Schließlich liest sie auch die Zeitung. Ja und warum hat sie mich nicht gewarnt so wie Mutti? Das muss doch einen Grund haben.“
Ulli stellt Fräulein Maltus auf die Probe und sagt:
„Ich-Ul… äh ich habe verschlafen.“
„Etwas Blöderes fällt dir wohl nicht ein“, entgegnet prompt Fräulein Maltus. „Du verschläfst doch nicht jeden Tag? Weckt dich deine Mutti nicht mehr rechtzeitig? Dir werde ich das Zuspätkommen und die Lügerei austreiben. Heute sitzt du eine Stunde nach.“
Fräulein Maltus hat sich verraten. Sie steckt mit dem Bösewicht unter einer Decke, so wie damals die Mutti mit dem Nikolaus oder wer das war. Na klar, Fräulein Maltus hat längst gemerkt, dass Ulli ein Trollkind ist und will sie nicht in der Menschenwelt haben und erst recht nicht in ihrer Klasse. Wie hat Ulli nur glauben können, keiner merke etwas. Sie sagt jetzt zwar „ich“, meistens jedenfalls, wenn sie von sich spricht. Aber sie hat ja noch andere Trollzeichen. Zum Beispiel tut sie alles linkshändig, was in der Menschenwelt verpönt ist. Menschen tun alles rechtshändig, schreiben, tragen, das Messer halten. Das linke Händchen ist bei ihnen das böse Händchen. Jedes Mal, wenn Ulli etwas mit dem linken Händchen tun will, bekommt sie einen Klaps auf diese „falsche“ Hand.
„Nimm die rechte Hand“, heißt es. Das rechte Händchen hat Recht und ist gerecht.
„Alle Menschen arbeiten mit der rechten Hand, Ulli. Das ist recht so, weil es richtig ist. Du bist linkisch. Du bist im Unrecht.“
Unrechthaben ist eine Sünde.
Es gibt für alles eine Rechtfertigung, aber niemals eine Linksfertigung.
Ein tüchtiger Mensch ist rechtschaffen und nicht linksschaffen.

Man ist brav, wenn man sich auf dem rechten Weg befindet.
Auf dem linken Weg wandern die Bösen.
Wer nicht kommt zur rechten Zeit, der muss essen, was übrig bleibt. Eine linke Zeit gibt es gar nicht.
Lass die linke Hand nicht wissen, was die rechte tut.
Wenn man einen nicht anschaut, lässt man ihn links liegen.
Ein braver Mann geht aufrecht und nicht auflink.
Und das Herz hat der Mensch auch auf dem rechten Fleck und nicht wie Ulli auf dem linken.
Ulli sieht ein, ihre einzige Chance, dem Bösewicht zu entkommen und in der Menschenwelt nicht weiter aufzufallen, besteht darin, sich neben dem „Ich"-Sagen in der Rechtshändigkeit zu üben. Denn bis sie eine Seele hat, kann noch viel Zeit vergehen. Außerdem sieht man die Seele nicht, so dass nicht sicher ist, ob sie dann wirklich geschützt ist, wenn sie eine hat. Und kann es ihre Seele, wenn sie sie hat, schaffen, ihr Herz vom linken auf den rechten Fleck zu schieben?

Fräulein Maltus setzt sich neben Ulli auf die Bank.
„So jetzt erzähle mir mal, was mit dir los ist", bittet sie, „ich sehe es dir die ganze Zeit schon an, dass mit dir etwas nicht stimmt."
Jetzt ist Ulli total verstört. Eben hatte sie noch geglaubt, Fräulein Maltus stecke mit dem Bösewicht unter einer Decke und nun?
„Kann ich ihr trauen? Oder ist das wieder eine Falle, in die ich hinein tappen soll?"
Fräulein Maltus deutet ihr Schweigen falsch.
„Wenn du nicht mit mir sprichst", sagt sie, „muss ich mit deiner Mutter reden."
„Bloß nicht!!!" entfährt es Ulli. Und dann erzählt sie Fräulein Maltus stockend von dem Bösewicht, der sie fangen will und dass sie sich vor den Männern, die ihr auf dem Schulweg begegnen, im Kornfeld verstecken muss. Denn sie weiß ja nicht, wie der Bösewicht aussieht.
„Und warum glaubst du das?" fragt Fräulein Maltus vorsichtig.
„Es stand in der Zeitung. Mutti hat es mir vorgelesen, damit ich gewarnt bin."
Am liebsten hätte Ulli Fräulein Maltus noch erzählt, dass sie eigentlich ein Trollkind ist, das versucht, ein Mensch zu werden und der Bösewicht wohl die Aufgabe hat, die Menschenwelt von ihr zu befreien. Aber irgendwie kommt es nicht über ihre Lippen.
Fräulein Maltus nimmt Ulli in den Arm.

„Das ist eine heikle Sache, weißt du. Natürlich gibt es böse Männer, die Kindern etwas tun. Aber es stand nicht in der Zeitung, dass der Bösewicht speziell dich sucht. Die Warnung gilt für alle Kinder und ihre Eltern."
„Und warum hat Mutti mir das dann vorgelesen?"
„Das werden alle Muttis ihren Kindern vorgelesen haben, damit ihr aufpasst und mit keinem Fremden mitgeht. Übrigens, der Bösewicht, vor dem deine Mutti dich gewarnt hat, ist inzwischen geschnappt worden. Das stand heute in der Zeitung. Ich werde jedenfalls dieses Thema morgen in der Klasse mit euch allen besprechen."

Frau Barnouffel

Lehrer Karl fiedelt so gern auf seiner Geige, dass er in allen Klassen den Musikunterricht geben darf. In den unteren Jahrgängen gibt er außerdem Deutschunterricht. Es gibt drei Klassen für alle acht Jahrgänge. Die ersten vier Jahrgänge sind in einer Klasse zusammengefasst und die anderen vier Jahrgänge in zwei Klassen aufgeteilt, allerdings nicht nach Jahrgang, sondern nach Jungen und Mädchen. Bei den Jungen ist Herr Walther der Klassenlehrer, wahrscheinlich, weil er der strengste Lehrer ist und außerdem der Chef der Schule, der Herr Oberlehrer, wie die anderen Lehrer sagen.
Nachdem die I-Männeken, wie die Erstklässler heißen, das große Alphabet gelernt haben, kommt das kleine Alphabet an die Reihe. Hier bringt Herr Karl die Hutzibums ins Spiel. Die Hutzibums sind richtige Schabernackler. Wo immer die hinkommen, stellen sie etwas an. Vor allen Dingen sind sie gut darin, die Buchstaben durcheinander zu bringen. Aber zum Glück geht am Ende stets alles gut aus. Da ist zum Beispiel die Sache mit dem T.
„Es waren einmal ein Mann und eine Frau", erzählt Herr Karl, „die wollten an einem schönen Nachmittag Kaffee im Garten trinken. Weil ihr Gartentisch abhanden gekommen war, holten sie das T hervor, das voller Spinnweben in einer Ecke im Schuppen stand. Nachdem die Frau es gereinigt hatte, stellte sie die Kaffeekanne, zwei Tassen und einen frisch gebackenen Pflaumenkuchen darauf. Der Mann holte noch zwei Stühle aus der Küche. Dann setzten sie sich und tranken in Ruhe Kaffee, aßen ein Stück Pflaumenkuchen und träumten glücklich vor sich hin. Gegen Abend räumten sie wieder alles weg. Nur das T ließen sie stehen. In der Nacht kamen die Hutzibums. Sie sägten den oberen Teil vom T ab, einfach so zum Spaß. Eine Weile spielten sie mit den beiden Teilen. Dann wurde es ihnen langweilig. Zuerst wollten sie verschwinden, ohne die Teile wieder zusammenzuleimen.

Doch dann schlug sie das Gewissen. Sie versuchten, das abgesägte Teil wieder da anzukleben wo es hingehörte. Aber oh weh, es gelang ihnen nicht. Nach einigem Hin und Her klebten sie das kleinere Teil irgendwo in der Mitte des größeren an. So entstand das t.
Und das b entstand auf ähnliche Weise. Die Hutzibums reisten einmal nach Bayern. Und weil sie Hunger hatten, gingen sie in eine Bäckerei und stibitzten einen Kringel, der dort Brezel heißt.
Hastig bissen sie hinein und machten dumme Gesichter. Die Brezel schmeckte salzig. Die Hutzibums aber waren Süßschnuten. Enttäuscht ließen sie die Brezel fallen und liefen davon. Der Bäcker, der gerade die Backstube betrat, schimpfte über die Lauser und hob die kaputte Brezel auf.
„Macht nichts", sagte sich der schlaue Bäcker, „ich verkaufe die Brezel als b, weil sie jetzt wie ein b aussieht." Damit stellte er sie zu den anderen Brezeln ins Regal.
Das b erwies sich noch in anderer Hinsicht praktisch. Wenn man es umdrehte, wurde daraus ein d und wenn man es auf den Kopf stellte, sogar ein p. Das soll mal einer nachmachen, drei kleine Buchstaben aus einer B-Brezel.

Sommersonnenhitzezeit. Das Korn wird eingefahren. Die Roggenmuhme ist in ihre Winterwohnung gezogen. Die Flüchtlinge dürfen auf den Kornfeldern die Ähren nachlesen, die liegen geblieben sind. Wenn sie ihre Taschen und Beutel gefüllt haben, gehen sie nach Hause, schlagen die Körner heraus, reinigen sie von der Spreu und bringen sie zum Müller. Der Müller gibt ihnen im Tausch dafür Mehl. Das Mehl wiederum bekommt der Bäcker, der dafür ein Brot herausrückt. Manchmal aber nimmt Omi das Mehl mit nach Hause und backt davon einen Sonntagskuchen.
Auch Ulli muss Ähren sammeln, mindestens eine Tasche voll. Sonst darf sie nicht spielen gehen. Erst die Arbeit, dann das Vergnügen. Ulli schichtet die Ähren ganz locker in die Tasche, damit sie wie voll aussieht und läuft damit zur Omi.
„Fertig, Omi. Kann ich jetzt spielen gehen?"
Da kommt sie an die Richtige. Omi lässt sich nicht betuppen. Erbarmungslos drückt sie die Ähren herunter. Danach ist in der Tasche gerade der Boden bedeckt.
„Los, weitermachen, du Faulpelz. Du kommst dir wohl sehr schlau vor. Wer nicht arbeiten will, bekommt auch nichts zu essen."

Die zweite Spätsommerarbeit ist das Blaubeerpflücken. Im Gegensatz zum Ährensammeln ist das Blaubeerpflücken oft abenteuerlich. Bevor man im Wald Blaubeeren pflücken darf, muss man sich im Forsthaus einen Blaubeerschein holen. Der Blaubeerschein kostet Geld, was die Flüchtlinge meistens nicht dafür haben. Davon abgesehen ist es im Wald sowieso viel spannender ohne Blaubeerschein. Die Flüchtlinge sammeln wie die Wilden, damit ihre Kannen und Eimer schnell voll werden und sie wieder verschwinden können. Die großen Kinder haben die Aufgabe nach den Grünröcken, wie die Förster genannt werden, Ausschau zu halten und sofort „ein Jäger aus Kurpfalz" zu pfeifen oder zu singen, wenn sie etwas Verdächtiges bemerken. Sobald die Melodie erklingt, raffen die Flüchtlinge ihre Kannen, Eimer und ihre kleinen Kinder zusammen und machen, dass sie aus dem Wald kommen. Sie werden nur selten erwischt. Vielleicht drücken die Förster aber auch oft ein Auge zu.

Frau Barnouffel aus dem Mittelbunker und Mutti gehen immer gemeinsam zum Blaubeerpflücken. Mutti ist froh darüber, dass sie Frau Barnouffel hat. Denn allein traut sie sich nicht ohne Blaubeerschein in den Wald. Frau Barnouffel dagegen ist kiewig.

Auch heute pflücken die beiden Muttis je einen Eimer voll Beeren. Hansi, Frau Barnouffels Sohn Hans und Ulli sollen je eine Milchkanne voll pflücken und dabei aufpassen, ob sich ein Grünrock nähert. Das ist ziemlich aufregend. Man munkelt, dass der Förster auf alle schießt, die vor ihm davonlaufen, so als seien es Hasen. Die Flüchtlinge brauchen die Blaubeeren doch so sehr. Denn sie können sie eintauschen gegen Butter, Wurst, Fleisch und Speck.

Die Sonnenstrahlen flimmern und tanzen zwischen den Bäumen. Mutti und Frau Barnouffel pflücken und pflücken. Sie haben nicht einmal Zeit, miteinander zu reden, geschweige denn nach Hansi und Ulli zu schauen. Dabei machen die nur Unfug und pflücken sich die Blaubeeren in den Mund anstatt in die Milchkannen. Plötzlich pfeift es von irgendwo her: „Ein Jäger aus Kurpfalz."

„Vorsicht, Förster", ruft jemand verhalten. Der nächste gibt die Botschaft weiter. Im Wald wird es lebendig. Von allen Seiten eilen Frauen und Kinder dem Waldrand zu. Wer zu tief im Wald ist und glaubt, es nicht rechtzeitig zu schaffen, herauszukommen, legt sich in eine Kuhle oder versteckt wenigstens seine Eimer hinter einem Busch und tut so, als ob er nur spazieren ginge.

„Schitke seggt dat Lietke", entfährt es Mutti. Sie und Frau Barnouffel können einfach keine Beere hängen lassen. Noch im Weglaufen bücken sie sich und reißen ab, was sie fassen können.
„Stehenbleiben!" donnert eine Männerstimme. Der Förster! Frau Barnouffel richtet sich auf, starrt ängstlich auf den Försterhund, der sich vor sie hinsetzt und die Zunge heraushängen lässt. Weglaufen kann sie nicht mehr. Aber Mutti rennt wie ein Wiesel mit ihrem Eimer in der Hand dem Waldrand zu und die Kinder hetzen hinterher. Der Försterhund schaut auf die Fliehenden und dann auf sein Herrchen, weil er wohl den Befehl erwartet: „Los, fass." Weil der Befehl nicht kommt, legt er sich gemütlich hin und hechelt weiter.
Während Mutti damit beschäftigt ist, ihren Eimer unter einem Busch zu verstecken, schleichen sich Hansi und Ulli zurück, um zu sehen, was der Förster mit Frau Barnouffel macht.
„Wenn er meine Mutti totschießt", sagt Hansi tapfer, „dann mach ich ihn auch tot." Er ballt seine kleine Faust.
„Ich helfe dir", verspricht Ulli halbherzig. Denn sie ist genauso ein Hosenschisser wie Mutti. Hansi dagegen ist sehr mutig. Er rennt auf den Förster los, zerrt an seinem grünen Rock und schreit: „Du tust meiner Mutti nichts!"
Ulli bleibt in sicherer Entfernung stehen. Der Hund richtet sich auf und knurrt.
„Den Blaubeerschein bitte", fordert der Förster ungerührt.
Frau Barnouffel nestelt an ihrer Bluse.
„Den muss ich verloren haben", behauptet sie tapfer. „Oder hast du ihn, Hans?" Hansi schüttelt den Kopf.
„Dann muss ich Ihre Beeren mitnehmen."
Der Förster und Frau Barnouffel greifen gleichzeitig zum Eimer.
„Meine schönen Beeren", heult Frau Barnouffel auf und will den Eimer nicht loslassen. Der Förster fasst sie am Arm. Frau Barnouffel macht Anstalten, sich loszureißen und – fällt um. Sie ist nämlich herzkrank und darf sich nicht aufregen. Hansi schreit auf und tritt dem Förster gegen das Schienbein. Ulli saust wie der Blitz zum Waldrand zurück.
„Mutti, komm schnell", schreit sie, „Tante Barnouffel ist umgefallen."
Muttis Kopf taucht hinter dem Gebüsch auf und prüft kurz, ob man ihren Eimer im Gebüsch sehen kann. Sicherheitshalber legt sie noch ein paar Zweige dazu. Dann nimmt sie Ulli an die Hand.
„Komm", sagt sie tapfer, „ich habe jetzt keine Beeren. Also kann er mir nichts tun."
Als sie an den Ort des Geschehens kommen, kniet der Förster neben Frau Barnouffel und fühlt ihr den Puls, während Hansi auf seinem Rücken herumtrommelt. Der Förster atmet auf, als er Mutti sieht.

„Was soll ich bloß machen?“ fragt er hilflos. „Sie ist einfach umgefallen.“
„Das ist das Herz“, antwortet Mutti und zieht Hansi vom Förster weg. „Bringen wir sie nach Hause. Da hat sie ihre Tropfen.“
Schweigend wandern sie die Landstraße entlang. Selbst der Hund macht keinen Mucks. Der Förster trägt Frau Barnouffel auf seinem Rücken. Sie hängt an ihm wie ein nasser Sack. Mutti trägt die beiden Eimer – ihren hat sie natürlich auch geholt, ohne dass der Förster Einspruch erhoben hat. Die Kinder klappern dafür mit ihren fast leeren Kannen.

Der Clown

Auf dem Dorfplatz hat ein Zirkus sein Zelt aufgestellt. Mutti reibt sich die Hände.
„Endlich gibt es einmal wieder etwas zum Lachen“, sagt sie zu Omi. „Ulli nehme ich mit. Sie hat bestimmt auch Spaß an den Clowns und an den Tieren. Kommst du auch mit, Mutsch?“
Omi schüttelt den Kopf. „Keine Lust“, antwortet sie. „Geht ihr nur allein und amüsiert euch.“
„Willst du nichts zum Lachen haben, Omi?“ wundert sich Ulli.
Omi streicht ihr über den Kopf.
„Geht nur, geht nur“, antwortet sie lächelnd. „Ich gehe in den Hühnerstall und sehe nach, was die Hühner gelegt haben. Hoffentlich sind es genug Eier für euren Zirkus.“
Sie nimmt die Schüssel, die auf dem Tisch steht.
„Eier?“ fragt Ulli.
„Die Eier sind unsere Bezahlung, damit wir in den Zirkus dürfen“, antwortet Mutti.
Endlich ist es soweit. Ulli zappelt vor Aufregung und Neugierde, hüpft an Muttis Hand von einem Bein aufs andere und singt:
„Wir gehen in den Zirkus tralalalala. Mutti, was ist das, ein Zirkus?“
„Warte ab. Wir sind gleich da. Du wirst dir den Bauch halten vor Lachen.“
„Schade, dass Omi keine Lust zum Lachen hat.“
„So ist es eben“, antwortet Mutti, „und nun komm.“
„Zirkus, Zirkus, Zirkus.“ Ulli lässt das Wort im Mund kreisen. Das Zi wird von der Zunge gegen den Gaumen gedrückt. Dann wird das R aus der Kehle gerollt, aber nicht grollig und an das Zi geheftet. Nun folgt der Kuss. Und weil Mutti in den Zirkus will, um lachen zu können, muss das ein Lachkuss sein.

Ulli ist gespannt, wie so ein Lachkuss aussieht und was die Clowns damit zu tun haben. Unter Clowns stellt sie sich so etwas wie Singfrösche vor.
Vor dem Eingang des Zeltes steht ein altes Hutzelweibchen und verteilt Eintrittskarten mit Nummern. Ulli zuckt zusammen. „Die Roggenmuhme, Mutti?“
Ohne zu antworten gibt Mutti der Frau für die Karten ihre sechs Eier, bekommt dafür zwei Karten und schubst Ulli ins Zelt.
Jeder Besucher hat etwas mitgebracht, Wurst, Speck, Milch. Die Bauern bringen den Zirkusleuten Futter und Heu für die Tiere mit.
Rund um den Platz in der Mitte stehen Bänke, auf die sich die Zirkusbesucher setzen. Mutti und Ulli sind früh genug gekommen, um zwei Plätze ganz vorn zu ergattern.
„Wir haben Glück gehabt“, sagt Mutti zufrieden.
„Nicht wahr Mutti, ich schaue in die Runde, weil hier alles rund ist“, fragt Ulli flüsternd.
„Ja, ja.“
„Und nicht wahr Mutti, das ist ein Rundkreis, weil ein Zirkus ein runder Kuss ist?“
„Ach, Ulli. Jetzt halte doch endlich einmal den Mund.“
Ein Mann mit einem schwarzen Frack und einem ebenso schwarzen Zylinderhut betritt den runden freien Platz in der Mitte. Hinter ihm laufen bellend und schwanzwedelnd drei weiße Pudel. Ulli zuckt wieder zusammen. Ein schwarzer Mann. Wie sagt Mutti seit kurzem immer, wenn Ulli nicht gehorcht?
„Pass’ nur auf, dass dich der schwarze Mann nicht holt“, wahrscheinlich, weil die Zigeunerdrohung nicht mehr zieht. An Ullis Ohren prallt das Klatschen der Zuschauer. Mutti beugt sich zu ihr herunter.
„Du darfst auch klatschen“, murmelt sie an ihr Ohr.
Der schwarze Mann hält den Pudeln einen großen Reifen hin und lässt sie hindurch springen. Wieder klatschen die Leute. Jetzt zündet der schwarze Mann den Reifen an. Die Pudel springen ohne viel Federlesens durch das Feuer. Die Kinder johlen.
Ulli kann kaum hinschauen. Ihre Augen kleben an der Gestalt des schwarzen Mannes. Könnte das der Bösewicht sein, von dem Fräulein Maltus behauptete, er sei eingesperrt? Sie beobachtet gespannt jede seiner Bewegungen. Aber er verschwindet mit seinen Pudeln, nachdem er sich mehrere Male verbeugt hat. Ulli atmet auf. Es kommt noch schlimmer.

Jetzt betritt ein bunt bemalter Mann den Rundkreis. Er hopst wild herum und bläst eine Melodie auf der Mundharmonika.
„Rumpelstilzchen“, fährt es Ulli siedend heiß durch den Sinn.
„Heute back ich
morgen brau ich
übermorgen hole ich der Königin ihr Kind.
Ach wie gut, dass niemand weiß,
dass ich Rumpelstilzchen heiß.“

Ullis Herz klopft wie wild.
„Siehst du“, erklärt Mutti strahlend, „das ist ein Clown. Ist der nicht lustig?“
„Nein, nein, das ist kein Clown“, überschlagen sich Ullis Gedanken. „Der ist auch nicht lustig. Der ist das böse Rumpelstilzchen. Es ist vielleicht da, um mich zu klauen wie damals das Kind der Königin. Denn solange ich ein Troll bin, wird von allen Seiten Jagd auf mich gemacht. Aber man kann die Macht des Rumpelstilzchens brechen, wenn man es bei seinem richtigen Namen nennt. Also muss ich handeln. Wie können die andern nur glauben, dass sei ein Clown?“
Ulli nimmt ihren ganzen Mut zusammen, kneift die Augen zu und ruft: „Du bist das Rumpelstilzchen.“
Einen Augenblick lang ist alles still. Rumpelstilzchen nimmt die Mundharmonika aus dem Mund. Muttis Gesicht verfärbt sich. Plötzlich bricht es los wie ein Orkan. Die Zuschauer lachen, grölen, schlagen sich auf die Schenkel, halten sich den Bauch.
„Rumpelstilzchen, hahaha.“
Sie sind wie von Sinnen. Der Clown schüttelt sich kurz und schlägt einen Purzelbaum.
„Ich bin kein Rumpelstilzchen“, ruft er zurück, „ich bin der dumme August.“
Die Zuschauer klatschen und trampeln. Der Clown setzt die Mundharmonika wieder an seinen Mund. Ulli ist irritiert. Sie spürt doch die Gefahr, die von ihm ausgeht.
„Wenn er nicht das Rumpelstilzchen ist, wer ist er dann? Jedenfalls kein dummer August und schon gar kein Clown. Das ist nur seine Verkleidung. Ist er dann der Rattenfänger von Hameln? Der klaut auch Kinder. Mutti hatte Ulli vor einiger Zeit die Geschichte vorgelesen. Ein Mann kam nach Hameln und versprach den Leuten gegen Geld, mit seiner Flöte alle Ratten und Mäuse anzulocken und sie in den Fluss zu führen, damit sie im Wasser ertrinken und die Stadt ihre Plage los ist. Die Leute waren einverstanden. Doch als die Arbeit vollbracht war, wollten sie ihm das versprochene Geld nicht geben. Aus Rache lockte er mit seiner Flöte die Kinder an und ver-

schwand mit ihnen in einem großen Berg. Nie wieder hat man eins von ihnen gesehen.
Der Clown hier hat zwar keine Flöte, sondern eine Mundharmonika. Damit aber kann man auch Kinder anlocken.
Oder? Natürlich! - Das ist der Bösewicht aus der Zeitung und nicht der schwarze Mann von vorhin. Er ist also wirklich immer noch hinter Ulli her. Sie ist ja noch kein Mensch und gehört nicht hierher. Nervös schielt sie zu Mutti herüber. Die scheint ganz ahnungslos zu sein. Oder tut sie nur so? Will sie Ulli jetzt auch loswerden und hat sie deshalb zu diesem Zirkus, der nun gar nicht mehr wie ein Kuss klingt, mitgeschleppt? Bedauert sie inzwischen, dass sie Ulli vor dem Bösewicht gewarnt hatte? Na klar, darum wollte Omi auch nicht mitgehen. Sie will nicht dabei sein, wenn der Bösewicht Ulli schnappt.
Sie kann kaum atmen vor Angst.
„Bitte Mutti, lass uns gehen", flüstert sie bebend.
„Aber warum denn?"
„Das dort ist der Bösewicht."
„So ein Blödsinn." Mutti wird unwirsch. „Ich bin hier, um Spaß zu haben. Verdirb mir nicht den Nachmittag."
Ulli springt auf, läuft zum Ausgang. „Ich, Ich, Ich."
Sie stolpert zwischen die Bänke, rappelt sich auf, läuft weiter. „Ich, Ich, Ich."
Die Blicke der anderen fühlen sich an wie Messerstiche.
„Hoffentlich hält mich keiner fest. Bitte, bitte lieber Gott, hilf Ulli, ich meine, hilf mir. Ich gebe mir doch solche Mühe, eine Seele zu kriegen. Ich, Ich, Ich."
Die Mundharmonika des Bösewicht-Clowns dröhnt an Ullis Ohr wie die Posaune von Jericho. Sie rennt und rennt, so schnell ihre Füße sie tragen. Tränen rinnen über ihr Gesicht. Plötzlich fasst sie jemand am Genick. Ein Schrei hängt sich in ihrer Kehle auf. Sie fällt lang hin.
„Was bist du bloß für eine dumme Pute."
Es ist Mutti, die Ullis Körper wie einen nassen Sack schüttelt.
„Der Bösewicht...", japst Ulli mühsam.
„Hör bloß auf. Kein Kind auf der Welt blamiert seine Mutti so oft wie du. Ich nehme dich nie wieder irgendwohin mit. Hast du das verstanden?"

Der Trollbote.

„Gackgagagack.“ Ein Huhn fliegt auf Ullis Bett.

„Gackgagagack“, schlägt es mit den Flügeln in ihr Gesicht. Verschlafen greift Ulli nach dem flatternden Federvieh. Ein wildes Tucktuck, fort ist es. Zurück bleiben ein paar Federn in Ullis Hand, die sich zu ihrem Erstaunen in Nichts auflösen. Sofort ist Ulli putzmunter und springt aus dem Bett.

„Wie ist das Huhn hier hereingekommen? Fenster und Tür sind zu. Wo ist es hin geflattert? Es kann sich doch nicht unsichtbar machen. Oder doch?“

Ulli beginnt wie wild zu suchen, kriecht unter das Bett, schaut unter den Schrank.

„Tucktuck komm, tucktuck wo bist du?“ Nichts ist zu hören und zu sehen. Komisch. Plötzlich steht Mutti im Zimmer.

„Was machst du da schon wieder, Ulli?“

„Ich suche das Huhn.“

„Welches Huhn denn? Hier gibt es kein Huhn.“

„Doch. Es ist zu mir ins Bett geflogen. Davon bin ich aufgewacht.“

„So ein Unsinn. Wie kann ein Huhn zu dir ins Bett geflogen kommen? Siehst du ein offenes Fenster?“

„Ich habe es gesehen und angefasst, Mutti.“ Ullis Stimme wird weinerlich.

„Du hast bloß wieder mal geträumt“, versucht Mutti sie zu beruhigen. Bei Mutti hat Ulli immer alles nur geträumt oder es ist Fantasie. Manchmal ist es auch gelogen. Je nachdem wie Mutti es gerade auffasst. Ullis Herz beginnt wieder zu pochen. Wie gut, dass es von einer Klammer festgehalten wird. Sonst wäre es ihr schon längst einmal aus dem Mund geflogen. Über ihre Wangen rinnen Tränen, kullern am Hals entlang und verschwinden im Nachthemd.

„Erleben die Menschen denn nie etwas Unheimliches? Passiert alles immer nur mir, dem Fremdling in der Menschenwelt. Sollte ich unter den Umständen nicht besser dahin zurückgehen, wo ich herkam, anstatt mich verbiestert zu bemühen, ein Mensch zu werden, was unendlich mühselig ist, falls es überhaupt klappt.“

Nur wo sind die Trollwälder? In Dänemark hatte Kathinka gesagt. Und wo ist Dänemark? Würden die Trolle Ulli überhaupt zurückhaben wollen, nachdem sie schon so viel Menschengeruch an sich hat? Aber – plötzlich hat Ulli eine Erleuchtung.

„Könnte es nicht sein, dass auch die Trolle Anstrengungen unternehmen, mich zurückzuholen, weil es der Trollmama längst leid tut, ihr Kind weggegeben zu haben? Vielleicht sind Troll-Mamas Bemühungen, ein Mensch zu werden, auch fehlgeschlagen. Oder sie hat inzwischen eine Seele, weil sie das Blut der richtigen Ulli getrunken hat. Nur schadet die ihr eher als dass

sie ihr nützt, weil sie durch den Ulli-Mord befleckt ist, was sie nicht gewusst hat. Will sie nun wenigstens ihr eigenes Kind wiederhaben?"
Ulli schlägt sich gegen die Stirn. „Natürlich. Das Huhn eben war ein Geheimzeichen, eine Art Ankündigung. Ist der Bösewicht, der mich verfolgt, gar kein Bösewicht, sondern ein Bote aus der Trollwelt? Und ich dumme Ulli habe mich immer vor ihm versteckt, weil ich glaubte, er wolle mir etwas antun. Andrerseits... in der Zeitung stand nichts von einem Boten. Ich-Ulli wurde ausdrücklich vor einem Bösewicht gewarnt. Vielleicht ist der Bote für die Zeitung ein Bösewicht, weil sie keinen Trollboten kennen. Oder gibt es etwa zwei, die hinter mir her sind? Einen Bösewicht aus der Menschenwelt, der den Auftrag hat, mich zu töten und einen Boten aus der Trollwelt, dessen Aufgabe es ist, mich zu retten und in meine Heimat zurückzubringen. Klar doch, der schwarze Mann aus dem Zirkus war der Bote und der Clown war der Bösewicht. Oder umgekehrt??? Ach nein, das Schwarze ist nicht immer das Böse. Die Nacht ist auch schwarz. Auch der Neger und der Schornsteinfeger. Und die sind nicht böse. Im Gegenteil, das Böse ist oft bunt, damit man es nicht erkennt."
Ullis Gedanken verwirbeln sich so sehr, dass ihr schwindlig wird.
„Los, zieh dich an", hört sie Muttis Stimme von weitem, „steh nicht herum wie ein Ölgötze. Immer diese Trödelei."
Ulli zieht sich schweigend an und setzt sich ebenso schweigend an den Tisch. Ihre Gedanken umkreisen sie immer noch.
„Hast du Kopfschmerzen?" fragt Omi besorgt, weil Ulli so nachdenklich in die Muckefuck-Tasse schaut, als gäbe es da etwas herauszulesen.
„Trink ein Schlubberchen. Das tut dir gut." Sie streicht über Ullis Haare.

Ein paar Wochen später in der Frühe, kommen die Dinge ins Rollen. Wenn sie das, was sie jetzt erlebt, Mutti oder Omi erzählte, würden die nur wieder sagen, es sei ein Traum gewesen. Aber Ulli ist vorher aufgewacht und bemerkt einen schwarz gekleideten Mann an Muttis Bett stehen.
„Der Trollbote", schießt es sofort durch ihren Kopf, „in schwarz, wie ich es mir gedacht habe. Nur warum steht er an Muttis Bett? Will er ihr Bescheid sagen, dass er mich mitnimmt?"
Mutti und Omi schlafen tief und fest. Omi sägt Bäume, wie Mutti immer sagt. Ullis Herz hüpft. Hoffentlich hält die Herzklammer es fest genug. Der Trollbote muss auf geheimnisvolle Weise durch die Wand gekommen sein wie vor kurzem das Trollhuhn oder durch die geschlossene Tür. Trollwesen scheinen das zu können. Die Tür wird von Omi abends immer zugeschlossen, weil man jetzt nicht vorsichtig genug sein kann, nachdem die Regierung die Todesstrafe abgeschafft hat.

Aber kann der Trollbote Ulli überhaupt durch die Wand ziehen? Oder hat sie schon zu viel Menschsein angenommen? Menschen können nicht durch die Wand gehen. In der Menschenwelt gibt es überhaupt nichts Zauberisches. Hier gibt es eigentlich gar nichts, wofür es sich lohnt, da zu sein. Zu allem braucht man noch eine Seele, um in den Himmel zu kommen. Und auf die muss man auch noch aufpassen."
Ullis Augen fahren an dem Fremden hoch und hinunter. Sie möchte rufen. Aber aus ihrem Mund kommt kein Laut. Er klebt wie gewohnt in der Kehle fest. Mutti und Omi sind immer noch nicht wach. Omi dreht sich auf die Seite. Ihr Schnarchen hört auf. Ullis Herz tuckert inzwischen vom Hals bis in den Bauch.
Jetzt dreht sich der schwarze Mann um und bewegt sich auf Ulli zu. Ulli reißt ihre Augen weit auf.
„Oh Gott, lieber Gott, lieber, lieber Gott…"
Der Fremde beugt sich schweigend zu ihr herunter, hebt sie hoch und richtet sich wieder auf. Ganz langsam steigt er mit ihr auf ihr Bett, schiebt sich rückwärts durch die Wand, zieht und ... Ulli bleibt an der Wand hängen. Abrupt lässt er sie los und verschwindet. Ulli plumpst hart zurück ins Bett.
Der Trollbote wird jetzt wohl nach Hause gehen und der Trollmama erzählen, dass Ulli in der Menschenwelt bleiben muss, weil sie kein richtiger Troll mehr ist.
„Lieber Gott", klagt Ulli, „ich bin nicht dies und nicht das. Lass' mich jetzt bitte schnell ein Mensch werden, damit ich irgendwo hingehöre. Denn wenn ich nicht mehr durch die Wand komme, muss ich sowieso hierbleiben. Ich will auch immer ganz artig sein. Und ich sage nie mehr „ach je", weil das eine Abkürzung von Jesus ist und man seinen Namen nicht missbrauchen darf."
Auch das noch. Ullis Bett ist nass.

Papa

„Zerplieser nicht die Zeitung“, murrt Mutti. Sie ist damit beschäftigt, Ullis Socken zu stopfen.
„Was suchst du da überhaupt?“
„Ich suche eine Nachricht“, antwortet Ulli und blättert weiter. Mutti kraust die Nase.
„Steck deine Nase lieber ins Schulbuch.“

Ulli gibt keine Antwort und blättert weiter. Sie muss nachsehen, ob wieder eine Nachricht vom Bösewicht in der Zeitung steht, der nach ihr sucht, nachdem klar ist, dass der Trollbote sie nicht in die Trollwelt zurückbringen kann. Sie findet nichts. Missmutig schiebt sie die Zeitung von sich und geht nach draußen. Der Trollbote wird wohl nicht wiederkommen. Eine halbe Menschen-Ulli kann man in der Trollwelt ebenso wenig brauchen wie in der Menschenwelt.
Ullis Angst wächst von Tag zu Tag. Sie ist überall nur halb. Und deshalb wird der Bösewicht weiter Jagd auf sie machen. Das ist sein Auftrag. Ulli hat ja keinen Schutzengel, solange sie kein richtiger Mensch ist. Sie möchte den Tag am liebsten anhalten, damit der Abend nicht kommt und sie nicht ins Bett gehen muss. Das Ich-Sagen hat bisher nichts gebracht, wahrscheinlich weil sie immer noch „Ulli“ denkt, wenn sie auch nur das „Ich“ ausspricht. Eine Seele bekommt sie erst, wenn sie „Ich“ auch wirklich als „Ich“ fühlt. Aber „Ich“ fühlen kann sie erst, wenn sie die Seele hat. Das ist ein Teufelskreis, ein schier unlösbares Rätsel. „Ich“ gehört zur Menschen-Ulli. Für die Troll-Ulli ist „Ich“ eine Fremde, die vielleicht neben Ulli hergeht, aber nicht in sie hinein. Hoffentlich geht bei der ganzen Seelen-Ich-Prozedur der Körper-Ulli nicht verloren.
Ulli versucht auch heute wieder, die Schlafenszeit hinauszuzögern.
„Die anderen Kinder dürfen …“.
„Was die anderen Kinder dürfen, kann dir egal sein.“ Mutti und Omi sind unerbittlich.
„Du musst morgen früh ausgeschlafen sein für die Schule.“
Sobald Ulli im Bett liegt, versucht sie es mit einem anderen Trick. Sie ruft in Abständen nach Omi oder Mutti, weil sie angeblich Durst hat. Das klappt aber nur zweimal. Dann hat Mutti genug von den Fisimatenten.
„Lässt du dann wenigstens die Tür einen Spalt offen, damit ich das Licht sehe, solange ihr auf seid, bitte, bitte.“
„Nein.“

Bevor die Tür ins Schloss fällt, hört sie Mutti zu Omi sagen: „Dass die Marjell abends nie ins Bett will. Ich gäbe etwas darum, wenn ich mich jetzt hinlegen könnte.“ Mutti und Omi haben noch keine Zeit, sich hinzulegen. Sie müssen Socken und Fäustlinge für den Winter stricken.
Ulli hält ihre Finger krampfhaft gefaltet, damit sie gleich los beten kann, wenn etwas passieren sollte. Auch wenn der liebe Gott sie erst anerkennen kann, wenn sie ein Mensch geworden ist, hat er vielleicht Erbarmen und hilft ihr in der Zwischenzeit auch so.
Die Angst spielt ihr laufend neue Streiche. Im Moment hat sie das Gefühl, der Bösewicht könnte unter ihrem Bett liegen. Sie wartet förmlich darauf, dass ein Arm hervorkommt und nach ihrer Bettdecke grapscht. Endlich schläft sie ein und fällt in einen Alptraum. Sie wird verfolgt, läuft weg und kommt doch immer wieder an die gleiche Stelle, wo der Bösewichte schon auf sie wartet. Sie will wieder weglaufen. Aber was ist das? Sie kommt nicht mehr von der Stelle, weil ihre Beine am Boden festkleben. Der Verfolger packt sie. Sie wacht zusammenzuckend auf.
Am nächsten Morgen fühlt sie sich wie gerädert, schläft beim Frühstück fast ein und gibt auf alle Fragen einsilbige Antworten.
„Guck sie dir an“, sagt Mutti, „abends will sie nicht ins Bett und morgens bekommt sie kaum die Augen auf. Mach nur so weiter, dann gehst du noch eine Stunde früher schlafen.“
„Neiiiin, Mutti“, ruft Ulli entsetzt, „ich bin gar kein bisschen müde.“ Sie reißt die Augen weit auf, um zu demonstrieren, wie wach sie ist.

Immer öfter kommen jetzt Väter aus der Kriegsgefangenschaft. Als Hans Barnouffels Papa eines Tages vor der Tür steht, ist Frau Barnouffel so überrascht, dass sie gleich wieder umfällt. Aber den Tropfen sei Dank, erholt sie sich schnell wieder.
Auch Mutti und Omi sprechen von nichts anderem mehr. Sie kramen alte Fotos hervor, weinen und erzählen sich „weißt-du-noch-Geschichten“, die sich in Königsberg zutrugen, als es Ulli noch gar nicht gab.
Selbst in der Schule gibt es kaum noch ein anderes Thema.
„Na Ulli und dein Papa? Hat er sich schon gemeldet?“

Ullis Papa meldet sich an einem Dienstag sehr spät am Abend auf eine ganz besondere Weise. Zunächst ist alles wie immer. Mutti ruft: „Ulli, komm Hände waschen, das Abendbrot ist fertig.“
Am Abendbrottisch betet Ulli das Tischgebet. Seit sie zur Schule geht, ist das ihre Aufgabe. „Komm, Herr Jesus, sei unser Gast und segne, was du uns bescheret hast.“

Es ist gut, dass es neben dem lieben Gott noch den Herrn Jesus gibt. Vielleicht steht er Ulli auch einmal bei, wenn sie ihn darum bittet. Beim lieben Gott ist sie sich nicht sicher, ob er so lieb ist, wie immer gesagt wird. Er warf einst Adam und Eva aus dem Paradies, bloß weil sie in einen Apfel gebissen hatten. Er ließ die Juden in die Gefangenschaft geraten, in der sie dann viele Jahre schmachten mussten und er lieferte den armen Hiob, der überhaupt kein Gebot übertreten hatte, dem Teufel aus, bloß um ihn zu prüfen.
Ob Ulli auch ständig geprüft wird? Denn bis jetzt hat sich der liebe Gott nicht entschieden, ob sie eine Seele haben darf oder nicht. Sein Sohn Jesus dagegen war viel netter. Er umgab sich mit den Sündern. Und er sprach immer vom Liebhaben und Verzeihen. Er wollte sogar, dass man seinen Feinden verzeiht, obwohl das sehr schwer ist.
Nur mit dem Wort „bescheren" hat Ulli Schwierigkeiten. Eine Zeit lang glaubte sie, der Herr Jesus schneide vom Essen immer etwas mit der Schere ab und verteile es unter den Armen. Aber Omi erklärte ihr, dass "bescheren" nichts mit einer Schere zu tun habe, sondern schlicht „geben" bedeute.
Das Wort „bescheren" fasziniert Ulli. Denn sie ist eine Wörtersammlerin. „Bescheren" kommt ihr viel edler vor als das Wort „geben."
„Omi, bescherst du mir ein Stück Brot? Ich habe Hunger", sagt sie zum Beispiel oder „Mutti, ich habe einen Pfennig auf der Straße gefunden. Muss ich ihn dir bescheren oder darf ich ihn behalten?"
Mutti und Omi, aber auch Fräulein Maltus und Herr Karl meinen, Ulli solle sich das Wort wieder abgewöhnen.
„So spricht doch heute kein Mensch mehr, Ulli."
Im Tischgebet heißt es aber so. Und zu Weihnachten gibt es auch eine Bescherung. Warum sagt man da nicht Beschenkung, wenn Bescherung kein gutes Wort mehr ist? Der Gipfel aber ist, dass Omi oder Mutti das Wort manchmal auch benutzen. Sie sagen: „Das ist mir eine schöne Bescherung". Nur dann klingt das Wort gar nicht gut, sondern ärgerlich, weil sie damit auch keine schöne Bescherung meinen, sondern etwas Unangenehmes. Bescheren ist also nur in Tischgebeten und zu Weihnachten ein edles Wort.
Das Abendessen besteht heute aus einer Milchsuppe und Marmeladenbrot. Ulli mag keine Milchsuppe. Aber Omi sagt: „Milchsuppe ernährt. Sei froh, dass du dich satt essen kannst."
„Jajaja."
Omis Predigten kommen Ulli schon aus den Ohren. Muss es denn jeden Abend Milchsuppe geben? Kartoffeln ernähren doch auch. Am schlimmsten ist die Milchsuppe, wenn Haferflocken drin sind und man dauernd Spelzen spucken muss. Heute sind Nudeln in der Milchsuppe. Omi verspricht Ulli

ein Stück Schokolade zur Belohnung fürs Aufessen. Aber Ulli möchte lieber noch etwas aufbleiben. Darauf geht Omi allerdings nicht ein.
Ulli ist fast eingeschlafen, als es in der Küche unruhig wird. Sie setzt sich mit einem Ruck auf und lauscht.
„Hörst du nicht auch jemand um den Bunker gehen?“ hört sie Muttis aufgeregte Stimme. „Das ist der Fritz. Ich kenne seine Schritte.“
„Hm“, antwortet Omi verhalten, „ich höre ihn auch. Er sucht sicher unseren Eingang. Komm, wir gehen ihm entgegen.“
Mutti und Omi eilen hinaus. Die Tür fällt ins Schloss. Ullis Herz macht die bekannten Sprünge. Ihr Atem setzt aus, setzt wieder ein und wieder aus und wieder ein. In ihrem Kopf dreht sich ein Karussell.
„Wenn jetzt der Papa herein kommt und Omi und Mutti noch nicht da sind, merkt er dann, dass Ich-Ulli nicht seine richtige Ulli ist? Dann denkt er vielleicht, er habe sich in der Tür geirrt und geht wieder.“
Und was ist, wenn jetzt der Bösewicht kommt oder der Trollbote macht doch noch einen letzten Versuch, mich zu holen? Weil die Tür nicht abgeschlossen ist, braucht er mich nicht durch die Wand drücken. Vielleicht sind Omi und Mutti nur weggelockt worden mit dem Papaschritte-Trick, um an mich heranzukommen.
„Lieber Gott, lieber, lieber Gott, lieber Herr Jesus, bitte, bitte, bitte.“
Ullis Hände verkrampfen sich in der Gebetsstellung.
Die Tür klappt auf und wieder zu. Es sind Mutti und Omi ohne Papa.
„Wir haben uns getäuscht“, hört sie Muttis mutlose Stimme. „Schade. Ich war mir so sicher.“
„Gehen wir schlafen“, antwortet Omi traurig, „sonst spielen uns unsere Gefühle noch mehr Streiche.“
Mutti und Omi ziehen sich aus. Noch immer hört Ulli die Papaschritte um den Bunker herumlaufen.
„Hört ihr sie auch immer noch?“ fragt sie flüsternd.
„Ach Kind“, antwortet Omi. „wir bilden uns das nur ein. Wir haben alles um den Bunker herum abgesucht. Da ist weit und breit niemand. Schlaf jetzt schön. Morgen musst du wieder früh raus.“
Plötzlich springt Mutti aus dem Bett. Ihr Zopf, tagsüber zu einem Knoten zusammengesteckt, wippt im fahlen Licht der Sterne.
„Ich höre die Schritte auch immer noch. Fritz muss in der Nähe sein. Horch, jetzt kommt er wieder an die Tür.“
Sie läuft zur Haustür und reißt sie sperrangelweit auf. Omi ist inzwischen auch aufgestanden und zündet die Petroleumsfunzel an.
Hinter der Tür steht niemand.
„Fritz, wo bist du?“ ruft Mutti in die Nacht hinaus. „Wir sind hier. Geh nicht wieder weg.“

Totenstille. Omi zieht Mutti in die Wohnung zurück.
„Er ist wieder fortgegangen“, weint Mutti. „Warum nur?“ Omi nimmt sie in die Arme.
„Komm schlafen, Ellikind“, redet sie beruhigend auf Mutti ein. „Der Fritz ist nicht hier. Da sind auch keine Schritte. Wir denken nur, dass wir Schritte hören. Wir sind überreizt.“
Als Ulli am nächsten Tag aus der Schule kommt, liegt zerknüllt und tränenverschmiert ein Brief auf dem Küchentisch. Mutti und Omi sitzen nebeneinander. Mutti bebt vor Schluchzen. Omi streichelt ihr Wange und Haar. Auf Ulli achten sie nicht. Sie sind wie eine Insel. Mit hängenden Schultern schlurft Ulli wieder nach draußen. Was ist denn jetzt schon wieder Schlimmes passiert? Was steht in dem Brief? Ist es ein Beschwerdebrief? Von Fräulein Maltus? Von einem Nachbarn? Vom Bürgermeister oder vom Gendarmen? Hat Ulli etwas angestellt? Sie malt sich aus, wie sie Prügel bezieht und in ein Heim gesteckt wird. Um der Ungewissheit ein Ende zu machen, schleicht sie sich wieder zurück in die Küche und bleibt ängstlich schweigend vor Omi stehen. Omi hebt den Kopf.
„Komm her, Kind“, sagt sie unendlich traurig, „wir müssen dir etwas sagen.“
Muttis Schluchzer klingt wie eine zersprungene Saite von Herrn Karls Geige.
„Du musst in der nächsten Zeit sehr brav sein“, spricht Omi weiter. „Mutti und ich tragen großes Leid. Dein Papa kommt niemals wieder. Er ist gefallen.“
„Gefallen?“
„Ja, er ist im Krieg gestorben.“
Mutti weint laut auf.
„Steht das in dem Brief?“ fragt Ulli vorsichtig.
„Ja, das steht in dem Brief.“
„Und was war das gestern?“
„Gestern hat er sich von uns verabschiedet“, antwortet Omi leise. „Wir haben das nur nicht verstanden.“
Ulli atmet auf. Der Brief hat nichts mit ihr zu tun. Schade nur, dass der Papa im Krieg gestorben ist. Aber warum sagt man dazu „gefallen?“

Wer bin ich?

„Der Weg entsteht durch Gehen“, sagt Hoimar von Dietfurth. Verschwindet der Weg, wenn ich stehen bleibe?

„Die Welt ist eine Projektion“, sagt die Wissenschaft. Wessen Projektion? Die meine? Bin ich allein in der Zeitlosigkeit, Raumlosigkeit, Lichtlosigkeit? Und ist das, was ich wahrnehme, meine nach außen gestülpte Innenwelt? Woher weiß ich, welche Innenwelt ich habe, wenn es keine Außenwelt gibt, die mich erleuchtet?

Ich bin meinem Bewusstsein ausgeliefert. Es schreibt mir vor, was ich erleben, fühlen und denken soll. Ich bin sein Werk. Mein Bewusstsein hält mich für gesund oder krank, lässt mich leben und redet mir ein Gewissen ein. Es schuf meinen Gott, damit ich jemanden habe, an den ich mich klammern oder ihn schuldig sprechen kann für mein Geschick. Aber wer schuf mein Bewusstsein?

Ich gerate auf Wege und Abwege, bin nur noch ein Punkt, der von einer Ecke in die andere gepustet wird. Und selbst als Punkt muss ich mich infrage stellen. Wer bin ich? Woher komme ich?

Menschenkleider und Zeitberge

Ulli steht vor dem Spiegel an der Wand.
„Ich-Ulli? Oder Ulli-Ich? Oder nur Ich?“
Ach, wie nackt Ich sich anfühlt ohne die Ulli drumherum. Ob die anderen auch solche Gefühle haben? Scheinbar nicht. Denn sie lachen über Ulli, wenn sie damit anfängt. Und Mutti antwortet sowieso immer nur:
„Rede doch nicht immer so einen Unsinn, Ulli. Was sollen die Menschen von dir denken.“
Mutti macht sich Sorgen um die Gedanken der anderen Menschen. Aber Ullis Gedanken sind für sie dummes Zeug. Na ja, wie soll Mutti auch als Seelenmensch verstehen, wie es ist, ein halber Troll zu sein, der so tun muss, als sei er ein ganzer Mensch.
Omi klappert mit ihren Schlorren durch die Küche.
„Was schneidest du denn da für Grimassen vor dem Spiegel?“
„Ich überlege, ob ich Ich-Ulli bin oder eher Ulli-Ich.“

Omi lacht. „Wie herum ist doch egal, Ulli. Hauptsache ist, dass du immer „Ich“ sagst, wenn du von dir sprichst.“
„Aber wenn ich dabei die Ulli nicht beachte, verschwindet sie vielleicht. Ich hab’ Angst, dass sie eines Tages nicht mehr da ist und was ist dann noch Ich?“
„Die Ulli verschwindet nicht“, beruhigt Omi Ulli. „Sieh mal, du bist „Ich“ und dieses „Ich“ heißt Ulli.“
„Aber „Ich“ ist unsichtbar. Nur die Ulli ist sichtbar. Kann etwas Unsichtbares den Namen von etwas Sichtbarem haben?“
Omi prustet los.
„Marjell, denkst du umständlich. Ich erkläre es dir noch einmal. Dein Körper ist sichtbar, weil er dein Erdenkleid ist, das du brauchst, damit wir dich sehen.“
„Ja und die Seele ist das Kleid, mit dem der liebe Gott mich sieht“, fährt Ulli etwas unwirsch dazwischen.
„Richtig. Und nun ist Schluss. Wenn man zu viel grübelt, bekommt man Kopfweh.“
„Ich hab’ schon Kopfweh“, antwortet Ulli, „und die Ulli hat jetzt auch Kopfweh, weil wir dasselbe sind.“
„Jawohl“, antwortet Omi und öffnet die Herdtür. Sie wirft eine Schaufel voll Fichtenzapfen in die Glut, die daraufhin hell auflodert.
„Die Zischken sind gleich alle. Ich werde wohl nachher in den Wald gehen und einen Sack voll sammeln. Kommst du mit?“
„Oja.“
„Aber fleißig mitsammeln“, mahnt Omi. Nicht nur herumlaufen und spielen.“
„Versprochen.“
Omi macht sich noch immer am Herd zu schaffen. Ulli streckt dem Spiegel die Zunge heraus.
„Hoffentlich sterbe ich nicht heute oder morgen“, überlegt sie bang. „Denn noch habe ich mein Seelenkleid nicht. Ach, ist das alles kompliziert bei den Menschen. Vor dem Tod braucht man ein Körperkleid, damit man auf der Erde gesehen wird und nach dem Tod braucht man ein Seelenkleid, damit man überhaupt in den Himmel eingelassen wird. Und dann braucht man noch die Rechtshändigkeit und das Herz auf der rechten Seite, damit alles mit rechten Dingen zugeht.“
Es klopft an der Tür. Ohne das Herein abzuwarten, springt Hans Barnouffel in die Küche.
„Oma Jäger, Ulli, stellt euch vor, mein Vati hat in Bochum Arbeit bekommen. Wir ziehen im nächsten Jahr auch dorthin. In der neuen Wohnung kriege ich mein eigenes Zimmer. Toll, was?“

„Sehr toll“, antwortet Omi. Hoffentlich verträgt deine Mutti die schlechte Luft in Bochum.
Ulli sagt gar nichts dazu. Sie staunt nur darüber, wie leicht dem Hansi das „Ich“ über die Lippen kommt. Dabei geht er noch nicht einmal in die Schule.
„Ach, Oma Jäger“, hört sie ihn antworten, „Stadt ist immer besser als Land, weil es da viele Doktors gibt.“
Mutti taucht mit der Einkaufstasche in der Tür auf. Sie ist müde, weil sie so lange anstehen musste. Hansi strahlt sie an.
„Tante Becker, wir ziehen nach Bochum. Mein Vati hat dort eine Arbeit gefunden.“ Er hüpft von einem Bein aufs andere. Muttis Gesicht verzieht sich traurig.
„Ja, wenn Ullis Papa wiedergekommen wäre, würden wir auch nicht mehr in diesem Loch wohnen. Aber so?“
Sie schluckt eine Träne hinunter und wendet sich an Omi.
„Rolles hat mich angesprochen“, sagt sie mit belegter Stimme. „Die machen morgen die Kartoffeln ´raus. Er fragt an, ob wir wieder helfen wollen. Ich habe zugesagt. Ist dir doch recht?“
„Und wie mir das recht ist“, antwortet Omi. „Damit haben wir wieder unsere Winterkartoffeln zum Einmieten.“
„Ich komme auch mit, Kartoffeln rausmachen“, wirft Ulli ein und hebt ihren Zeigefinger wie in der Schule. „Ich buddle nämlich gern.“
„Soso“, entgegnet Omi, „aber zuerst gehen wir Zischken sammeln.“
Hansi hopst fröhlich von dannen. Ulli schaut ihm fast neidisch nach. Sein Papa ist wiedergekommen und ihr Menschen-Papa nicht. Aber wenigstens ist er jetzt im Himmel, weil er ein Seelenkleid hat.
Muttis Blick fällt auf Ulli. „Wo hast du wieder die schmutzige Schnate her?“ Sie zieht ein Taschentuch aus ihrer Tasche und spuckt hinein. Dann ergreift sie sie beim Kopf und säubert ihr den Mund.
„Lass das“, protestiert Ulli, „das ist so was von eklig.“
„Dreckig herumlaufen ist auch eklig.“

Novemberzeit.
„Das Jahr ist wieder fast vorbei“, seufzt Omi und schaut zum grauen Himmel hinauf. „Ich werde immer schneller alt.“
„Warum, Omi?“
„Tja“, antwortet Omi, „das liegt am Zeitberg. Wenn man jung ist, muss man den Zeitberg erst hochsteigen. Man kommt nur langsam voran, weil es schwer ist, ihn hochzusteigen. Das ist wie bei einem richtigen Berg. Wenn man aber oben steht und wieder herunter muss, purzelt man förmlich.

Manchmal möchte ich mich morgens gar nicht anziehen, weil es sich nicht lohnt. Es ist ja doch gleich wieder Abend. Das Leben besteht nur aus Ausziehen und Anziehen und dem bisschen, was dazwischen ist."

Ulli freut sich jetzt erst einmal auf das Fest des heiligen Martin. Der heilige Martin kam an einem bitterkalten Morgen an einem Bettler vorbei, der jämmerlich fror. Er fackelte nicht lange, riss seinen Mantel in zwei Teile und schenkte einen Teil davon dem armen Mann. Darum ist er heilig und wird am 11. November gefeiert.

Ulli hat das auch einmal versucht und einem armen Mädchen ihre Schuhe geschenkt. Dafür wurde sie aber zu Hause nicht gefeiert,. Im Gegenteil, es gab eine gewaltige Abreibung. Dann ging Mutti mit ihr zu dem Mädchen, um die Schuhe wieder zurückzubekommen. Das war richtig peinlich. Naja, was Erwachsene heilig macht, dürfen Kinder noch lange nicht.

Nach der Schule versammeln sich Hansi, Edith, Erika und Ulli, um gemeinsam von Tür zu Tür zu gehen und das Martinslied zu singen. Sie sind fest eingemummelt, damit sie sich nicht erkälten, denn es fällt schon den ganzen Tag ein schneeiger Regen vom Himmel. Jeder von ihnen hat eine große Tasche mitgenommen, weil die meisten Leute denen, die vor ihrer Haustür singen, etwas geben. So will es der Brauch.

Die Kinder ziehen los von einer Tür zur anderen und singen das Martinslied:

„Sünter Märten Vögelken
Ha son roa-roat Krögelken,
ha son roa-roat Röcksken an.
Dat Röcksken was so hübsk und fein.
Heu, Sünter Märten!

(Sankt Martins Vögelchen
Haben so ein rotes Krägelchen,
haben so ein rotes Röckchen an.
Das Röckchen ist so hübsch und fein.
Heute ist Sankt Martin.)

Dann wird die Tür geöffnet und die Bauersfrau trägt in ihrer Schürze ein paar Nüsse, Plätzchen, Äpfel, Heiligenbildchen und verteilt sie unter den Kindern. Sie singen jetzt das Martinsdanke:

„Selig seü je leven, selig seü ji sterben,
den Himmel seü ji erben."

(Selig sind, die leben, selig sind, die sterben.
Den Himmel sollen sie erben.)

Es kommt auch vor, dass jemand die Türe nicht aufmacht oder die Kinder gar davonjagt. Dann grölen die Martinssinger:
„Kiekt doar an den Himmel,
doar hang en Sack vull Schimmel.
Well kiek doar rout, well kiek doar rout?
Doar kiek de swatte Dübel rout.“

(Schaut an den Himmel,
Da hängt ein Sack voll Schimmel.
Wer schaut da ´raus, wer schaut da ´raus,
da schaut der schwarze Teufel ´raus.)

Es ist dunkel, als Ulli mit roten Wangen und voller Tasche nach Hause kommt. Doch niemand schimpft heute mit ihr. Omi zieht ihr den Mantel aus und holt ihre Puschen. Mutti rubbelt ihr mit einem Handtuch die Haare trocken.
„Du musst ja ganz durchgefroren sein.“
Aber Ulli fühlt sich nicht durchgefroren. Sie fühlt sich heute warm und irgendwie glücklich. Glücklich sein können aber nur Menschen, weil das eine seelische Eigenschaft ist. Ob das Seelenkleid inzwischen bei Ulli angekommen ist?

Die Ausfließung

Mutti muss für sich und Ulli das Brot verdienen. Denn sie bekommt keine Rente, obwohl sie jetzt auch eine Kriegerwitwe ist. Aber Papa war Berufsoffizier und deshalb für die Besatzer ein Kriegsverbrecher. In Wirklichkeit hat Papa mit seiner Wehrmacht doch nur sein Vaterland verteidigt, bis er ein Gefallener wurde.
Omi bekommt eine Rente. Denn Opa war Luftschutzwart in Königsberg und starb an Typhus. Er ist kein Gefallener und kein Kriegsverbrecher.
Mutti trägt die Tageszeitung aus. Sie trägt sie bis zum Schulhof und wartet auf die Pause, um sie den Kindern in die Hand zu drücken, deren Eltern die Zeitung bestellt haben. Zu den Leuten, die keine Kinder in der Schule haben, geht sie natürlich selbst hin oder sie schickt Ulli nach der Schule zu ihnen. Ulli liebt diese Gänge. Denn sie bekommt dafür von den Bauern Bonbons und manchmal ein Stück Kuchen, wenn sie gerade gebacken haben.

Nachmittags arbeitet Mutti beim Kaufmann Weiden in der Küche. Wenn sie abends nach Hause kommt, ist sie beladen mit den Resten von Weidens Abendessen, Wurstbrot, Pfannkuchen, Pudding, Erbsensuppe, was es halt so gegeben hat.
Es gibt drei Kaufleute im Dorf, der Dünkers, der gleichzeitig das Postamt hat, der Prussel, der auch der Dorfbäcker ist und die Weidens, bei denen sich der Bürgermeister sein Büro eingerichtet hat. Dann gibt es noch die Dorfschneiderin Frau Dolbe mit ihrer Tochter Eva. Die Eva kann nicht sprechen. Sie sagt immer nur „dadada." Sie geht auch nicht zur Schule, obwohl sie längst das Schulkindalter hat. Wenn die Kinder ihr „dadada" nachrufen, kreischt sie vor Wut und droht mit den Fäusten. Die Kinder stieben dann lachend auseinander.
„Lasst die Eva in Ruhe, sonst setzt es was", schimpfen die Erwachsenen. „Seid doch froh, dass ihr reden könnt."
Ulli stellt es sich schlimm vor, nicht reden zu können. Ob die Eva auch „dadada" denkt? Wie mag das sein, wenn man einen Gedanken nicht vom anderen unterscheiden kann?
Oder hat Eva Extraworte zum Denken? Und wenn es keine Denkworte gibt? Kann man überhaupt ohne Worte denken? Oder kann so ein Mensch nur fühlen? Aber zum Fühlen braucht man doch auch Worte. Sonst weiß man ja gar nicht, was man fühlt.
Ulli schaudert es. Sie kommt wieder einmal vom Höckchen zum Stöckchen, wie Omi das nennt, wenn Ullis Gedanken hin- und herspringen.
Hoffentlich hat Eva wenigstens eine Seele, damit sie in den Himmel kommen kann?
Die Erwachsenen raunen, Eva sei nicht richtig im Kopf. Aber jedes Dorf habe nun einmal seinen Dorftrottel. Das komme von der Inzucht. Was das nun schon wieder ist? Als Ulli Mutti danach fragt, wird sie prompt angemeckert.
„Nimm das Wort nie wieder in den Mund." Mutti schlenkert ihre Hand, als wolle sie Ulli einen Mutzkopf geben.

Nach dem Abendessen stricken Mutti und Omi für die Bauern Jacken, Pullover, Socken und Handschuhe. Die Wollreste sammeln sie in einem Karton. Davon wollen sie für Ulli eine Jacke stricken.
Im Moment backt Omi Plätzchen und Pfefferkuchen.
„Weihnachten steht vor der Tür", sagen die Großen. In Wirklichkeit steht Weihnachten nur im Kalender. Vor der Tür steht nichts, so oft man auch hinschaut. Ulli hat Fräulein Maltus gefragt, warum man sagt, dass Weihnachten vor der Tür steht, was doch nicht sein kann. Fräulein Maltus erklärte, dieser Ausdruck sei im übertragenen Sinn gemeint und bedeute, dass es

nun nicht mehr lange dauere bis Weihnachten. Das mit dem übertragenen Sinn stürzt Ulli in neue Verwirrung.
Kann man Sinne übertragen? Kann man auch mit den Ohren sehen und den Augen reden, wenn man das überträgt? Warum ist dann ein Blinder blind? Warum kann die Eva immer nur „dadada“ sagen, wenn sie das Sprechen doch bloß auf zum Beispiel ihre Augen übertragen muss? Davon ganz abgesehen, was hat das mit Weihnachten zu tun? Welcher Sinn wird da übertragen? Weihnachten ist doch bloß ein Tag. Und Tage haben keine Sinne.
Mutti und Omi haben jetzt Geheimnisse. Sie flüstern viel miteinander. Wenn sie etwas gekauft haben, verstecken sie es schnell, damit Ulli es nicht sieht. Es soll das erste schöne Nachkriegsweihnachten werden, weil die Währungsreform da war und man für Geld wieder alles haben kann. Mutti und Omi haben Geld.
Tante Jo kommt mit Gerald, der drei Jahre älter ist als Ulli, zu Besuch. Und natürlich kommt auch Onkel Werner, der sonst bei seinem Tischler-Meister wohnt, nach Hause.
Mutti organisiert einen Weihnachtsbaum. Tante Jo bringt die Kerzen mit. Gerald und Ulli müssen die Weihnachtsgeschichte auswendig lernen, Ulli den ersten Teil, Gerald den zweiten. Sie sollen sie unter dem Weihnachtsbaum aufsagen. Zusätzlich werden sie noch ein paar Weihnachtsgedichte vortragen, die sie in der Schule gelernt haben.
Ulli hat für das erste schöne Nachkriegsweihnachten eine ganz besondere Überraschung. Aus ihr ist vor ein paar Tagen ein eigenes Gedicht geflossen, einfach so, Wort für Wort mit einem richtigen Reim. Das bedeutet, die Seele ist endlich bei ihr angekommen. Ulli geht wie auf Wolken.
„Lieber Gott“, betet sie abends vor dem Einschlafen, „ich danke dir für die Ausfließung.“
Nun kann Ulli immer „Ich“ sagen und denken ohne die Ulli dahinter.
Aber so einfach ist das Leben mit der Seele auch wieder nicht. Ulli darf sie nicht mit Sünden beflecken. Kann man überhaupt eine Seele reinhalten, bis man stirbt?
Und alles ist trotz Seele immer noch nicht so wie bei den anderen. Ullis Herz schlägt noch links. Aber das merkt ja zum Glück keiner. Das größere Problem ist ihre Linkshändigkeit. Die vertuscht sie so gut es geht. Na ja und ihre trollige Singstimme hat sie auch nicht verloren.
Fürs erste aber ist Ulli zufrieden. Am liebsten hätte sie jedem von ihrer Ausfließung erzählt. Aber dann ist es keine Weihnachtsüberraschung mehr.
Heiliger Abend. Das Christkind ist gekommen. Eigentlich sind Gerald und Ulli schon zu groß, um noch an das Christkind zu glauben. Aber es ist auch spannend, so zu tun als ob, weil man damit den Erwachsenen eine Freude macht.

Tante Jo öffnet die Tür und klatscht in die Hände.
„Ihr dürft ins Zimmer kommen."
Im Nu sind die Kinder aufgesprungen und durch die Tür geschlüpft, zuerst Gerald, weil er größer und stärker ist als Ulli und sie einfach beiseite schubst.
Auf dem Boden steht ein herrlicher, mit Lametta geschmückter und mit vielen Lichtern funkelnder Weihnachtsbaum. Unter ihm sind bunte Teller angerichtet mit Schokolade, Plätzchen, Äpfeln, Nüssen und je einer Banane und einer Apfelsine, die Tante Jo aus der Stadt mitgebracht hat. Auf dem Boden daneben liegen kleine, mit Decken verhüllte Hügelchen. Das sind die Geschenke vom angeblichen Christkind, die jetzt noch keiner sehen darf.
Ulli schaut andächtig zu den brennenden Kerzen hoch und beginnt mit ihrem Teil der Weihnachtsgeschichte, ohne auch nur einmal stecken zu bleiben. Es flutscht nur so aus ihr heraus. Auch Gerald macht seine Sache gut, obwohl er dauernd zu den Hügelchen hinüberblickt. Er will das Festprogramm schnell hinter sich bringen, sagt er, damit er endlich an seine Geschenke kommt. Nun wird gesungen:
„Stille Nacht, heilige Nacht."
Ulli singt nur ganz leise mit, um die anderen nicht aus dem Takt zu bringen.
Dann werden die Gedichte aufgesagt.
„Denkt euch, ich habe das Christkind gesehen.
Es kam aus dem Walde, das Mützchen voll Schnee."
Von Gerald wird auch ein Gedicht erwartet:
„Von drauß' vom Walde komm ich her.
Ich muss euch sagen, es weihnachtet sehr."
Ein Wunder, dass er nicht stecken bleibt, so zapplig wie er ist. Kaum ist das letzte Reimwort aus seinem Mund gekullert, springt er zu den Hügelchen.
Doch da sagt diese gemeine Ulli:
„Ich habe noch ein Gedicht für euch."
Gerald verdreht die Augen. Aber die Erwachsenen wollen das Gedicht hören. Und Omi fügt hinzu: „Wir haben auch noch nicht „Es ist ein Ros' entsprungen" gesungen. Du wirst es wohl erwarten können, Gerald."
Ulli beginnt mit ihrem Gedicht, ganz langsam und feierlich:

„Liebes, liebes Jesulein
Komm in unser Herz hinein.
Die Herzen für dich offen sind,
für dich armes Jesuskind.
Hast gerettet uns vom Tod,
uns beschützt von aller Not.
Dir selber nur die Krippe blieb.
Jesuskind, ich hab dich lieb."

Fertig. Ulli hält den Atem an vor Spannung, schaut von einem zum anderen. Ob sie es merken, dass das Gedicht aus ihr geflossen ist?
„Sehr schön aufgesagt“, lobt Omi, „du hast es gut betont.“
Ulli blinzelt zu Mutti herüber. Mutti schaut schweigend auf ihre Finger. Sie hat vielleicht gar nicht zugehört, weil sie mit ihren Gedanken wohl wieder einmal beim toten Papa ist. Auch Tante Jo hat die Augen geschlossen. Ulli hätte so gerne erzählt, wie sie zu dem Gedicht kam und dass ab jetzt öfter Gedichte aus ihr fließen werden, weil sie nun eine Seele hat. Aber niemand scheint das zu interessieren. Außerdem hat Gerald inzwischen die Decke von seinem Geschenkhügel beiseite gezogen. Dabei haben sie noch nicht einmal Omis Lied von der entsprungenen Ros’ gesungen. Gerald kniet nieder und begutachtet seinen Technik-Baukasten. Mit „Juhu“ beginnt er einen Schaufelbagger zusammenzubauen.
Unter Ullis Häufchen liegt eine Puppe mit einem bunten Strickkleidchen. Auch für Ulli und Gerald liegt je eine bunte Strickjacke da, alles aus den gesammelten Wollresten gestrickt. Dann steht da noch eine Puppenstube für Ulli, die Onkel Werner gebaut hat.
Omi faltet die Hände und betet: „Herrgott, ich danke dir, dass du uns heute gesund zusammengeführt hast. Beschütze auch die, die wir noch nicht gefunden haben. Lass uns wieder eine große Familie werden.“
Onkel Werner gibt seiner Mutti einen Kuss. Der Kerzenschein zaubert Wärme in ihr Gesicht. Aus Muttis und Tante Jos Augen rinnen Tränen. Sie halten sich umarmt. Denn auch Geralds Papa ist tot. Ihn hat eine Krankheit getroffen, keine Kugel. Darum ist er ebenfalls kein Gefallener.

Teufelstanz - Hexentanz

„Die Marjell bellt wie ein Straßenköter“, sagt Omi, wenn Ulli hustet, bis ihr die Tränen über die Wangen laufen, weil ihr dabei alles weh tut.
„Kein Wunder bei dem nassen Loch“, fügt sie hinzu.
Das nasse Loch ist der Bunker. Zwar ist im Herbst sein Pappdach neu geteert worden. Aber scheinbar nicht ordentlich genug. Wenn es regnet, rinnt das Wasser die Wände herunter. Unter der Decke bilden sich große, nasse Placken, von denen es heruntertropft. Mutti und Omi kommen manchmal nicht nach mit dem Aufwischen. In der Nacht stellt Omi Wannen und Eimer unter die Placken, um die Tropfen aufzufangen. Plopp, plopp. Ab und zu fällt sogar eine Maus mit herunter, wenn das Loch in der Decke groß genug geworden ist. Omi stellt eine Mausefalle auf, in die sie ein Stückchen Speck legt. Denn mit Speck fängt man Mäuse.

Für Ullis schmerzende Bronchien hat Omi ein Hausrezept parat. Schmalzwickel. Abends vor dem Schlafengehen erhitzt sie Schweineschmalz auf dem Herd, taucht Watte hinein und legt die getränkte Watte auf Ullis Rücken und auf die Brust. Darüber werden Handtücher gelegt und alles mit Binden umwickelt, damit es schön warm bleibt und nichts verrutscht. Außerdem kocht Omi Honig mit Zwiebeln als Hustenmedizin. Omi hat für jedes Malheurchen ein Mittelchen.
Trotz aller Mühe will es mit Ulli diesmal nicht besser werden. Sie bekommt Fieber. Der Ulli-Körper ist ganz heiß. Omi macht kühlende Wadenwickel. Doch was immer sie macht, nichts schlägt an. Ulli schläft unruhig, schreckt hoch.
„Was ist Ulli-Kind?“ fragt Omi besorgt und legt ihr die Hand auf die Stirn.
„Eben ist die Sonne auf die Erde gefallen“, flüstert Ulli. Ist jetzt alles unsichtbar?“
„Nichts ist unsichtbar. Mach die Augen auf, Ulli, du fantasierst. Das kommt vom Fieber.“
Omi setzt sich auf den Bettrand und tätschelt Ullis heiße Hand. Leise singt sie das Ostpreußenlied, um sie zu beruhigen.

„Land der dunklen Wälder
und kristallen Seen.
Über weite Felder
Lichte Wunder geh'n.“

Ulli beruhigt sich tatsächlich. Omi holt ihr einen Becher Kamillentee. Ulli trinkt vorsichtig ein Schlubberchen und verzieht das Gesicht. Ihr Hals tut auch weh.
„Mandelentzündung“, sagt Omi. „Ich mache dir noch einen Halswickel.“
Nun ist der Ulli-Körper von Kopf bis Fuß eingewickelt. Ullis Gedanken sind weit weg. Sie kommt nicht los von der fallenden Sonne.
„Vielleicht hab ich was gesehen, was noch kommt, im nächsten Jahr oder so. Es könnte doch sein, dass ich plötzlich Hellseherin geworden bin, genauso wie ich eine Dichterin wurde. Es ist doch möglich, dass ich dafür, dass ich auf meine Seele so lange warten musste, eine besondere Seele bekommen habe.“
Ab jetzt will Ulli gut aufpassen, ob die Sonne wackelt, um die Menschen rechtzeitig warnen zu können. Vielleicht könnte man sich noch retten, mit Beten oder in einen Luftschutzkeller.
Muttis Mantel ist weiß von Schnee, als sie nach Hause kommt. Sie klopft sich erst einmal ab.
„Brr, das stiemt vielleicht. Wie geht es Ulli?“
„Sie gefällt mir nicht“, antwortet Omi. Wir sollten vielleicht Doktor Wirdschonwerden kommen lassen.“

Mutti setzt sich auf Ullis Bett und streicht ihr über die Wange.
„Was machst du bloß für Geschichten?“ seufzt sie. „Ich hab’ Schokoladenpudding mitgebracht. Willst du ihn haben?“
Ulli schüttelt den Kopf.
„Ich habe keinen Hunger.“
Mutti steht auf.
„Also gut, ich werde morgen früh ins Dorf gehen und den Doktor anrufen.“
Hier im Dorf haben nämlich nur die Kaufleute, der Bürgermeister und der Gendarm ein Telefon.
Doktor Wirdschonwerden heißt in Wirklichkeit Doktor Kurschmann und arbeitet im Thuiner Krankenhaus. Da er der einzige Arzt weit und breit ist, muss er abends nach seiner Krankenhausarbeit noch über Land fahren und in sämtlichen Dörfern im Umkreis Hausbesuche machen. Seine Touren dauern oft bis nach Mitternacht. Doch er ist unermüdlich und immer voller Hoffnung für die Kranken.
„Wird schon werden, wird schon werden“, ist sein Lieblingstrost.

Doktor Wirdschonwerden findet, Ulli soll für eine Weile zur Beobachtung in sein Krankenhaus kommen. Er befürchtet, dass aus der Bronchitis eine Lungenentzündung wird.
„So schlimm krank bin ich?“ fragt Ulli alarmiert, „muss ich sterben?“
Einmal abgesehen davon, dass Ulli Angst vor dem Sterben hat, fände sie es schade, jetzt zu sterben, wo sie gerade ihre Seele bekommen hat. Mutti lacht etwas.
„Aber nein. Im Krankenhaus wirst du aber schneller gesund. Und das willst du doch? Du darfst auch in Rolles Autokutsche fahren. Morgen früh geh ich zu ihm und bitte ihn, uns nach Thuine zu bringen.“
Bauer Rolles Autokutsche ist ein alter, kaputter Volkswagen, vor den er immer sein Pferd spannt.
„Bringst du mich ins Krankenhaus, Mutti?“
„Natürlich bringe ich dich hin. Die Zeitungen kann ich auch später noch sortieren.“
Ulli fühlt sich beklommen. Ihr ist, als ginge sie einer Katastrophe entgegen. Sie hat immer geglaubt, ins Krankenhaus komme man, um zu sterben. Ulli erinnert sich noch gut an den Kürbisbauch-Gustav, der jeden Tag bei Wind und Wetter lange Wanderungen unternahm, weil er kauzig war und es in seinem möblierten Zimmer nicht lange aushielt.
„Mutti, warum hat der Gustav so einen dicken Bauch?“ hatte Ulli einmal gefragt.
„Das ist ein Kürbisbauch“, gab Mutti zur Antwort.
„Warum ein Kürbisbauch, Mutti?“

„Er hat wahrscheinlich zu viele Kürbiskerne gegessen. Da ist ihm ein Kürbis im Bauch gewachsen. Und nun hör auf mit deiner ewigen Fragerei.“
Jedenfalls kam der Kürbisbauch-Gustav eines Tages ins Krankenhaus. Und bald darauf wurde er im Sarg nach Messingen zurückgebracht und auf dem Friedhof begraben. Ob Ulli auch im Sarg wiederkommt?
Das Krankenhaus ist viel länger und höher als die Schule. Es ist fast so hoch wie der Kirchturm in Messingen. In Ulli will sich absolut kein gutes Gefühl einstellen. Sie möchte am liebsten wieder umkehren, auch wenn sie den ganzen Weg nach Hause laufen muss, weil Bauer Rolles mit seiner Autokutsche schon wieder heimgefahren ist. Doch Mutti lässt sie nicht lange grübeln. Sie nimmt sie an die Hand und zerrt sie in das Gebäude hinein.
Was sind das nur für seltsame Gestalten, die an ihnen vorbeigehen mit diesen schwarzen, wallenden Gewändern, dem weiß eingerahmten Gesicht und dem schwarzen Schleier auf dem Kopf?
„Sind das Rabenmenschen, Mutti?“
Ängstlich zeigt Ulli auf die flink hin- und herhuschenden schwarzen Gestalten. Mutti drückt ihr den Finger herunter, weil man nicht mit dem Finger auf andere Leute zeigt.
„Das sind Nonnen, Ulli. Es gibt keine Rabenmenschen.“
„Was sind Nonnen?“
„Klosterschwestern, die die Kranken pflegen.“
Kaum hat Mutti geantwortet, kommt eine Nonne auf sie zu.
„Ach, da ist ja das kranke Hühnchen“, säuselt sie. „Komm, ich bring dich ins Zimmer.“ Sie gibt Mutti und Ulli die Hand.
„Ich bin Schwester Maria.“
Damit dreht sie sich um und wallt voraus. Mutti und Ulli traben hinter ihr her.
„Die Schwester Maria sieht doch irgendwie aus wie ein Rabenmensch“, sinniert Ulli. „Vielleicht sind Nonnen und Rabenmenschen ja dasselbe. Mutti weiß das nur nicht.“
In dem Zimmer, in dem Ulli einquartiert wird, sitzen drei Frauen am Tisch und unterhalten sich. Als sie mit Schwester Maria eintreten, unterbrechen die Frauen ihr Gespräch und schauen erwartungsvoll zur Tür. Ulli mag dieses angestarrt werden überhaupt nicht und verzieht ihr Gesicht.
„Mach nicht so eine Flunsch“, ermahnt Mutti sie leise. Mutti will überall einen guten Eindruck machen. Schwester Maria säuselt zu den Frauen hingewandt:
„Das ist eure neue Zimmergenossin Ulli Becker.“
Dann zeigt sie auf ein Kinderbett mit Gitterstäben, welches am Fenster steht.

„Das ist für dich, du kannst dich schon einmal ausziehen und hineinklettern. Ich denke, es wird gehen. Wir haben nämlich im Augenblick kein anderes Bett frei. Später komme ich mit dem Hustensaft und messe dir Fieber."
Schon ist sie wieder fortgewallt. Ulli bleibt unschlüssig neben Mutti stehen.
„Wie heißt du noch mal?", fragt eine der Frauen am Tisch. Ulli starrt auf die behaarte Oberlippe der Fragenstellerin und klammert sich an Muttis Rock.
„Hast du keinen Mund zum antworten?", fragt die Bartfrau. Mutti wird puterrot und stupst Ulli an.
„Antworte gefälligst, wenn du gefragt wirst."
„Ich will nicht hier bleiben, Mutti", presst Ulli hervor, „es gefällt mir hier nicht."
"Du musst erst gesund werden. Sei also vernünftig. Soll ich dir beim Ausziehen helfen?"
Mutti beißt sich verlegen auf die Lippen. Sie schämt sich vor den drei Frauen für ihre bockige Tochter.
„Ich fühle mich aber schon viel besser", behauptet Ulli und bekommt prompt einen Hustenanfall.
Die zweite Frau am Tisch, die Ulli ein wenig an Fräulein Maltus erinnert, hält ihr ein Stück Schokolade hin. Zögernd streckt Ulli die Hand danach aus.
„Sag danke", befiehlt Mutti sofort, noch bevor Ulli die Schokolade genommen hat.
Wie vom Blitz getroffen zieht sie ihre Hand zurück. Mutti ist immer so voreilig, nur damit die Leute nicht denken sollen, ihre Ulli sei schlecht erzogen. Nun aber ist Ulli auch verlegen und verschränkt die Arme hinter ihren Rücken. Sie hätte schon noch „danke" gesagt. Und die Schokolade hätte sie auch ganz gern genommen. Schade.
„Dieser Trotzkopf", schimpft Mutti mit Tränen in den Augen, „steig endlich ins Bett. Ich muss zu meinen Zeitungen."
Zum Abendbrot gibt es Grießbrei. Ulli liegt im Gitterbett und starrt die Zimmerdecke an. Zum Essen hat sie keine Lust. Außerdem schmeckt ihr Grießbrei nicht. Ullis Augen wandern in die Runde. Sie glaubt nicht mehr, dass die Menschen zum Sterben ins Krankenhaus kommen. Die drei Frauen im Zimmer jedenfalls wirken ganz munter. Sie unterhalten sich über ihre Familien. Die Bartfrau schwärmt von ihrer Tochter, wie tief sie knickst, dass sie immer „bitte" und „danke" sagt und zwar unaufgefordert. Und überhaupt, wie gehorsam sie ist. Sie macht ihrer Mutti nie Kummer. Da kann Ulli natürlich nicht mithalten. Sie will davon nichts mehr hören und dreht sich auf die linke Seite, ihrer Herzseite. Es klappt aber nicht mit dem Einschlafen, weil ihre Ohren dauernd lauschen, was die drei Frauen reden, obwohl die Ulli in ihr das nicht will. Die Nachtschwester kommt. Sie gibt

Ulli die Hand und sagt, dass sie Schwester Margret heiße. Dann setzt sie sich zu den drei Frauen an den Tisch.
„Margret, Maria", geht es Ulli durch den Kopf, „die Nonnenschwestern haben wohl alle Namen, die mit M anfangen. Ob das eine Bedeutung hat?"
Schwester Margret und die drei anderen Frauen reden über das Essen, darüber, dass es immer noch so viele Arbeitslose gibt und dass es Zeit wird, dass Doktor Kurschmann bald einmal einen zweiten Arzt an die Seite gestellt bekommt. Alles lastet auf seinen Schultern. Und er ist schließlich nicht mehr der Jüngste.
Auf einmal beginnt Schwester Margret Gespenstergeschichten zu erzählen. Sie scheint eine richtige Gespensterkennerin zu sein, denn sie weiß eine Menge über Poltergeister, die nachts keine Ruhe finden, weil sie arme Sünderseelen sind. Sie irren in den Häusern der Lebenden herum, zerdeppern Fensterscheiben und Geschirr. Ulli ist sofort hochkonzentriert. Mit einem unreinen Seelenkleid, kann ein „Ich" nicht in den Himmel kommen. Das wusste Ulli schon. Aber jetzt ist auch geklärt, was mit so einem „Ich" geschieht. Es hängt ganz davon ab, ob das Seelenkleid mit normalen Sünden beschmutzt ist oder mit Todsünden. Ein „Ich" mit einem normal verunreinigten Seelenkleid kommt ins Fegefeuer, kann jedoch durch die Gebete der Lebenden wieder sauber werden und zum lieben Gott in den Himmel kommen. Bei mit Todsünden verschmutzten Seelenkleidern nützen Gebete nichts mehr. Diese „Ichs" bekommt der Teufel. Manchen „Ichs" gelingt es aber, auszurücken. Das sind die, welche auf der Erde herumgeistern und die Lebenden erschrecken.
Mit einer Seele ist eben auch nicht alles gut. Um es mit Omis Worten zu sagen: „Man kommt immer vom Regen in die Traufe."
Inzwischen ist Ulli glockenhellwach. Die Frauen am Tisch wissen auch viel über die Teufel zu erzählen, die nach sündigen Seelen Ausschau halten. Denn im Gegensatz zu Gott lieben die Teufel Sünderseelen. Sie spießen sie mit der Forke auf und halten sie ins Feuer, damit es lichterloh brennt, so wie bei Omis Zischken. Diese Feuer gibt es überall in der Hölle. Sie dürfen nie ausgehen. Deshalb brauchen die Teufel ständig Sündernachschub.
Ulli liegt da, mit vor Entsetzen weit geöffneten Augen und traut sich kaum, Luft zu holen. Schwester Margret wird auf sie aufmerksam.
„Mach die Augen zu und schlaf", befiehlt sie. „Kinder brauchen nicht alles mitzuhören, was sich Erwachsene erzählen."
Ulli will ja gar nicht mithören. Was kann sie dafür, dass ihr Ich die Ohren spitzt. Als Schwester Margret endlich das Licht ausmacht und hinaus flattert, fallen Ulli die Augen tatsächlich zu. Vorsichtshalber hat sie vor dem Einschlafen noch schnell ihre Hände gefaltet, um gleich los beten zu können, wenn ihr etwas Schreckliches widerfahren sollte. Der liebe Gott muss

ihr doch helfen, jetzt wo sie auch sein Menschenkind ist. Oder ist ihre Seele schon wieder zu unrein für ihn?
Sie gleitet in die Traumwelt und sieht sich umringt von Teufeln mit grinsenden Fratzen, von Hexen, die auf einem Besen reiten und Geistern in dunklen, wehenden Laken, die wie die Rabenmenschen im Krankenhaus aussehen. Überall brennen Feuer. „Ulli" rufen die Geister, „Ulli, tanz mit uns, sing mit uns.

Eins, zwei, drei
Wir zieh'n vorbei,
vorbei ist nicht schön.
Lange soll's dauern, nie soll es vergeh'n.
Heidideldumdei, heidideldumdei.
Wir Geisterreiter ziehen vorbei."

Sie stampfen mit den Füßen, bis die Sohlen qualmen. Aus ihren Köpfen wachsen Hörner vor Anstrengung, auch aus Ullis Kopf. Von dem Krach, den sie machen, wacht sie endlich auf. Sie fasst sich verwirrt an die Stirn. Die glüht vor Fieber. Aber Hörner hat sie GottseiDank keine. Dafür hat sie wieder einmal das Bett nassgemacht. Heidideldumdei.

Feuerengel

Draußen auf Bauer Gerdes Rübenacker flammt das Osterfeuer auf. Es leuchtet weit hinein in den dunklen Himmel, so als wolle es ihn verbrennen. Das Singen der Menschen, die sich um das Feuer versammelt haben, vermischt sich mit dem Knistern der Flammen und breitet sich über das ganze Dorf aus. Die Luft riecht feierlich. Ulli sitzt vor dem Bunker auf einem Stein und starrt wie gebannt zum Feuerhorizont. Ihre Füße kribbeln vor Verlangen, dorthin zu laufen. Aber Mutti erlaubt ihr das nicht, weil es schon dunkel ist. Und mit Ulli gemeinsam hingehen will sie auch nicht. Sie hat den ganzen Tag gearbeitet und ist müde.
„Man kann es doch auch von hier aus sehen, Ulli."
Die Flammen locken.
„Komm, Ulli, komm in unsere Arme."
Der Feuerschein am Horizonthimmel verformt sich. Er verwandelt sich in einen Engel, der näher kommt, herunterschaut und Ulli anlächelt.
„Komm doch, komm zu mir", singt der Feuerengel. „Hab keine Angst. Ich passe auf dich auf."

Lächelnd schiebt er die Sterne beiseite. Die Unruhe wandert von Ullis Füßen in ihren Bauch, zieht sich hinein in ihren Kopf. Soll sie dem Ruf folgen? Oder soll sie lieber doch nicht...?
„Ulli!" ruft Mutti die Treppe hinauf, „komm endlich ins Haus. Es ist schon fast Nacht."
Ulli dreht sich um.
„Gleich, Mutti, gleich, lass mich noch ein bisschen das Osterfeuer sehen. Es ist gerade so schön."
„Also gut, noch fünf Minuten. Und steh' gefälligst von dem Stein da auf. Du verkühlst dir die Blase."
Ulli erhebt sich im Zeitlupentempo.
„Komm, schönes Kind", lockt der Feuerengel mit ausgebreiteten Armen. Der Horizont ist jetzt ein einziger roter Teppich.

„Abendrot, Abendrot
bringt mir einen frühen Tod"

murmelt Ulli und macht einen Schritt vorwärts, dann noch einen und noch einen. Vorsichtig dreht sie sich um. Der Bunker scheint sich im Dunkel aufzulösen. Fünf Minuten sind verdammt viel Zeit und vielleicht vergisst Mutti sogar, auf die Uhr zu schauen. Dann hat Ulli sogar noch zehn Minuten Zeit, eine Viertelstunde.
Ulli läuft quer über das Rübenfeld. Noch ein Schritt und noch einer. Der Acker ist nass und schwer. Die Erdklumpen kleben an ihren neuen Schuhen.
„Pass schön auf sie auf", hatte Mutti gemahnt. „Sie haben viel gekostet."
Ulli bewegt sich auf den Feuerengel zu. Der lacht über das ganze Gesicht.
„Komm, meine Ulli, komm."
Ihre Schuhe sinken ein im Modder. Es quietscht, wenn sie sie herauszieht und blubbert, wenn sie wieder einsinken. Die Schuhe sind wohl hin. Jetzt ist sowieso schon alles egal. Ulli rennt, hält ein, rennt weiter, immer auf den Engel zu. Und als wolle er sie necken, zieht er sich immer mehr von ihr zurück, so dass sie ihm gar nicht näher kommen kann. Plötzlich verschmilzt er mit dem Osterfeuer.
„Der Herr ist auferstanden", erschallt es von allen Seiten. Träumend macht Ulli einen Schritt auf das Feuer zu.
„Ich muss dieses lichtgleißende Flammentor durchschreiten, um den Engel auf der anderen Seite wieder zu finden."
„Bist du verrückt, so nah ans Feuer zu gehen", kreischt eine Stimme und reißt Ulli zurück. Funken stieben auf. Aus Ullis Mund fährt ein erstickter Laut. Vor ihr prasseln die Flammen. Um sie herum stehen die Ostersänger und starren sie an.
„Ist das nicht Beckers Ulli?" fragt jemand. „Mit wem bist du gekommen?"
Ulli schüttelt den Kopf, weiß nicht, was sie tun oder sagen soll.

Christel Gerdes, Ullis Klassenkameradin, deutet auf ihre Füße.
„Du bist allein, nicht? Und wie ich sehe, quer übers Feld.“
Ulli blickt verwirrt von einem zum anderen. Kein Engel ist da. Hatte sich der Teufel in einen Engel verwandelt und Ulli hergelockt, um sie in sein Höllenfeuer zu ziehen? Sind es seine Geister, die um Ulli herumstehen, breit über das ganze Gesicht grinsen und sie mit ihren wagenradgroßen Augen durchbohren? Ulli sinkt in sich zusammen.
„Was ist, Ulli? Wird dir schlecht?“
Eine der Frauen drückt ihr ein rotgefärbtes Ei in die Hand.
„Komm, ess etwas.“
Eine andere bringt einen Becher warmen Schafgarbentee aus der Thermoskanne. Ulli kommt zu sich, starrt auf die beiden Bauersfrauen, die ihr ihre Gaben entgegenstrecken.
„Ich dachte nicht, dass es so weit ist“, stammelt sie kläglich. Die Teufel sind verschwunden. Das Osterfeuer brennt herunter. Die Leute packen ihre Sachen.
„Ich bring’ Ulli nach Haus“, sagt Paul Gerdes, Christels großer Bruder. „Mensch, sind deine Schuhe versaut. Deine Mutter wird sich freuen. Komm mit.“
Ulli trippelt neben dem großen Paul her und lauscht seiner Pfeifmelodie, die eigenartig hohl durch die schweigsame Nacht klingt: „Der Herr ist auferstanden.“

Omi

Mutti hat sich wieder beruhigt, nachdem Ulli ihr hoch und heilig versprochen hat, nicht mehr im Dunkeln wegzulaufen. Es hätte ja wer weiß was passieren können. Selbst das mit den verdreckten Schuhen ist halb so schlimm. Omi hat sie zum Trocknen an den Herd gestellt und dann den Schmutz abgeklopft. Hinterher wurden sie mit einer Fettcreme eingecremt und blank gewienert. Sie sehen wieder fast wie neu aus.
Mutti erfüllt sogar Ullis Wunsch nach einem dicken Extra-Schreibheft. Ulli braucht es, um ihre Gedichte hinein zu schreiben, damit sie nicht verloren gehen. Mutti findet Ullis Gedichte zwar komisch, ist aber stolz darauf, sagt sie, dass ihre Tochter dichten kann.
„Du bist ein kluges Köpfchen“, lobt sie und schiebt bedauernd nach, „wenn das mit dem Rechnen nur auch so flutschen würde.“
So sind die Erwachsenen. Hinter jedem Lob lassen sie einen Tadel folgen.

Das Heft ist Ullis Geheimnisbuch. Sie schreibt nicht nur ihre Gedichte hinein, sondern auch ihre Gedanken und ihre Ängste. Ihr ist vor so vielem bange, besonders vor den bösen Träumen, aber auch vor dem schwarzen Mann, der immer noch ab und zu an ihr Bett kommt, sie traurig anschaut, aber nie etwas sagt und nach einer Weile wieder durch die Wand verschwindet. Ulli kann ihn allerdings auch nicht ansprechen. Sie ist jedes Mal starr und stumm wie ein Klotz, wenn er auftaucht, obwohl sie zu gern wissen würde, was er eigentlich noch von ihr will. Er muss doch inzwischen mitbekommen haben, dass Ulli kein Troll mehr ist. Oder ist er etwa nicht der Trollbote? Aber wer ist er dann?

Ulli hat seit einiger Zeit wieder das komische Gefühl, „Ich" und Ulli sind doch zwei und nicht eins, obwohl sie das doch sein sollen. Sie driften immer wieder einmal auseinander. Und dann ist Ulli wie zwei Mädchen. Hatte Omi ihr nicht erklärt, es gibt nur Ulli und keine Extra-Ulli? Der Körper sei keine Ulli. Er sei nur ihr Erdenkleid so wie die Seele ihr Himmelskleid ist. Aber irgendwie passt das bei Ulli nicht immer. Liegt es daran, dass der unsichtbare Seelenkörper nicht genug Platz im festen Ulli-Körper hat? Ist er größer ausgefallen, als er hätte sein sollen?
Wenn Ulli gewusst hätte, wie schwer es ist, ein Mensch zu sein, wäre sie vielleicht doch lieber ein Troll geblieben. Dafür ist es jetzt zu spät.
Ulli stellt fest, dass das Aufschreiben von all diesen Problemen sie etwas erleichtert. Alle Gedanken werden auf dem Papier zu geronnenen Worten und bleiben in ihnen gefangen. Sie hat aber noch andere Tricks, um mit ihrer Angst fertig zu werden. Sie läuft zum Beispiel, bis sie aus der Puste ist und ihr die Brust wehtut. Oder sie klettert auf einen Baum bis hoch auf die Spitze und wippt, weil die Angst vor dem Herunterfallen die andere Angst verdrängt. Und doch - Schreiben ist der erfolgreichste Angstbewältiger.
Eine ganz schlimme Angst beim Menschsein ist die Angst vor dem Sterben. Ulli dachte immer, nur Trolls hätten diese Angst, die Menschen nicht, weil sie ja nicht wirklich sterben, sondern nur ihr Körperkleid ablegen. Allerdings ohne eine reine Seele hat man nichts gewonnen. Im Gegenteil, in der Hölle zu landen, ist weitaus grausamer als bloß tot zu sein. In der Beziehung haben es die Katholischen etwas leichter. Sie gehen einfach zur Beichte, wenn ihre Seele sündenverschmutzt ist. Danach ist alles wieder in Ordnung, wenigstens für eine Weile. Dass die Evangelischen diese praktische Säuberungstechnik nicht anwenden, haben sie sicher diesem Martin Luther zu verdanken, dem das katholische nicht gefiel, obwohl er selber ein Mönch war.

Omi hat keine Angst vor dem Sterben. Sie hatte es immer schwer in ihrem Leben, sagt sie, eine schwere Jugend und zwei Weltkriege. Das reiche, um alle Sünden abgebüßt zu haben. Omi macht es nichts aus, den Zeitberg hinunter zu rollen, wenn sie sich manchmal auch wundert, wie schnell das geht. Aber sie ist bereit, abzutreten, wenn der Herrgott sie ruft.
Auch ihre Zukunftsträume malt Ulli sich in ihrem Geheimnisbuch aus. Sie will auf jeden Fall Dichterin werden, wenn sie groß ist. Auch Philosophin wäre nicht schlecht, weil Philosophen nicht zu arbeiten brauchen, sondern ihr Geld mit Denken verdienen. Und denken kann Ulli ganz gut. Viel zu viel manchmal.
Abends legt Ulli ihr Geheimnisbuch unter das Kopfkissen. Morgens nach dem Aufstehen steckt sie es sofort in den Tornister. Sie muss gut aufpassen, damit es niemand liest. Denn dann wäre es kein Geheimnisbuch mehr.

Barnouffels Hans ist immer noch in Messingen. Der Umzug nach Bochum lässt auf sich warten. Bis jetzt ist nur sein Vati dort. Er kommt jedes zweite Wochenende nach Hause. Hans geht inzwischen auch zur Schule und will nicht mehr Hansi genannt werden, weil er dafür jetzt zu groß ist.
Ulli und Hans machen sich jetzt jeden Morgen gemeinsam auf den Schulweg. Oft dichten sie, was das Zeug hält. Hans kann das auch ganz gut, wie Ulli erstaunt festgestellt hat.
„Heute hab ich was über'n Hund gedichtet. Willst du's hören, Ulli?"
Und ob Ulli will.
„Der Hund hat einen schwarzen Mund.
Er ist gesund und kugelrund.
Wenn du ihn schlägst, dann wird er wund."
„Ein Hund hat keinen Mund", präzisiert Ulli. „Sonst könnte er reden."
„Ach, dann mach du mal einen Reim auf Schnauze", schlägt Hans vor.
Sie überlegen zusammen. Schnauze, Bautze, Wautze, Lautse,
Kauze.
„Es scheint nichts Gescheites für ‚Schnauze' zu geben, Kauze höchstens" sinniert Ulli. „Nur wie bringt man den Kauz mit dem Hund zusammen?"
„Nichts leichter als das" behauptet Hans und reimt darauf los:
„Der Hund bellt mit der Schnauz,
Im Walde ruft der Kauz".
Sie kugeln sich vor Lachen.
„Ich halte es für gemein, dass ein Hund nicht reden kann", seufzt Ulli.
Im Unterricht fragt Ulli Fräulein Maltus sofort, warum der Hund eine Schnauze hat und nicht reden kann.
„Weil der liebe Gott ihn so gemacht hat, Ulli."
„Ich finde das gemein."

„Was der liebe Gott macht, ist niemals gemein“, behauptet Fräulein Maltus. Franz Reiter schreit in die Klasse: „Mein Hund kann aber reden.“ Die Kinder lachen. Lehrer Karls Ingrid meint spöttisch:

„Franz ist ein ganz blöder Hund,
trotzdem hat er einen Mund.“

Fräulein Maltus kann die Klasse kaum bändigen.
Viele Kinder haben einen Hund zu Hause und finden es schade, dass man sich nicht mit ihm unterhalten kann.
„Ich werde meinem das Reden beibringen“, beschließt Waltraud.
„Das wird nicht funktionieren“, belehrt Fräulein Maltus sie. „Der Kehlkopf der Tiere ist nicht zum Reden gemacht. Nur der Mensch hat vom lieben Gott einen Kehlkopf mit Stimmbändern bekommen, damit er sprechen kann. Dafür können wir nicht dankbar genug sein.“
Auf dem Nachhauseweg will Franz Reiter Ulli verprügeln, weil sie angeblich „blöder Hund“ zu ihm gesagt hat. Dabei hat das doch die Ingrid gesagt. Aber an die traut er sich nicht heran, weil sie Lehrer Karls Tochter ist.
Als Ulli endlich dreckig und mit abgerissenem Jackenknopf nach Hause kommt, empfängt Mutti sie an der Tür. Sie schimpft aber nicht, wie Ulli erwartet, sondern raunt ihr zu: „Pst, sei leise. Omi hat sich hingelegt. Sie fühlt sich nicht wohl.“
Mutti und Ulli sind es nicht gewöhnt, dass es Omi schlecht geht.
„Stirbt Omi?“ fragt Ulli alarmiert.
„Nein, nein, hab’ keine Angst.“
Mutti sieht verweint aus. Sie schleichen auf Zehenspitzen durchs Zimmer und flüstern. Omi soll ihre Ruhe haben. Sie muss doch schnell wieder auf die Beine kommen. Ohne sie ist alles so leer. Nicht einmal das Essen schmeckt.
Gegen Abend wacht Omi auf.
„Mein Kopf ist so komisch“, klagt sie.
„Beunruhige dich nicht, Muttchen“, tröstet Mutti. „Ich habe Doktor Kurschmann schon angerufen, als ich einkaufen war. Er kommt nachher.“
Als Doktor Kurschmann spät am Abend eintrifft, weiß Omi nicht mehr, wo sie ist. Ulli erkennt sie überhaupt nicht und glaubt, sie sei in Königsberg. Sie wird ganz nervös bei dem Gedanken, dass Opa immer noch nicht zu Hause ist. „Wir haben schließlich Krieg.“
„Ihre Mutter hat einen Schlaganfall“, stellt Doktor Kurschmann fest. Mutti bricht in Tränen aus. Doktor Kurschmann nimmt ihre Hand.
„In die Klinik können wir sie im Moment leider nicht bringen“, sagt er leise. „Der Transport wäre zu anstrengend. Aber ich werde jeden Abend kommen und nach ihr sehen.“

Und dann sagt er, was er immer sagt, wenn er trösten will: „Wird schon werden. Wird schon werden."
Am nächsten Tag wacht Omi gar nicht auf. Und das bleibt vierzehn Tage so. Vierzehn Tage, in denen an Omis Zeitberg nichts geschieht. Es ist unheimlich, dass man nach dem Einschlafen nicht mehr aufwacht und trotzdem nicht tot ist.
„Ihre Mutter liegt im Koma", sagt Doktor Kurschmann am nächsten Abend mit bedenklichem Gesicht. „Sie müssen mit allem rechnen. Aber reden Sie viel mit ihr. Vielleicht dringt das zu ihr durch. Morgen komme ich wieder."
Und diesmal hat er nicht gesagt: „wird schon werden, wird schon werden."
Ulli sitzt jeden Nachmittag, wenn die Schularbeiten fertig sind, an Omis Bett und erzählt ihr, was sie gelernt hat, liest ihr ein neu gemachtes Gedicht vor oder eine Geschichte aus dem Buch „Von Sonne, Regen, Schnee und Wind und anderen guten Freunden." Das Buch hatte Omi ihr zum Geburtstag gekauft. Manchmal singt sie Omi auch die Lieder vor, die sie von ihr gelernt hat, zum Beispiel „Wir öffnen jetzt das Taubenhaus" oder „Land der dunklen Wälder", Omis Lieblingslied, weil es das Ostpreußenlied ist. Ulli singt es mit Inbrunst und ihrer krächzenden Trollstimme. Ob sie die je los wird? Diese Stimme ist eine Zumutung für jedes Ohr. Ullis eigene Ohren sträuben sich. Doch Mutti schimpft jetzt kein einziges Mal über den schrägen Gesang, macht auch keine Bemerkung darüber, dass sie dauernd aus der Melodie kommt. Sie hofft wohl, dass mit dieser Stimme Omi aufgeweckt werden kann.
Aber Omi schläft und schläft. Nachts holt Mutti Ulli zu sich ins Bett. Denn zu zweit kann man Sorgen und Ängste besser ertragen. Wenn Mutti weint, kuschelt Ulli sich fest an sie. Nie war Mutti ihr so nahe.
Mutti hat an Tante Jo geschrieben, dass Omi im Sterben liegt. Tante Jo reist sofort an, um Omi noch einmal zu sehen. Gerald hat sie zu Hause gelassen, weil auch er in der Schule nicht fehlen darf. Darin sind alle Mütter gleich. Auch Onkel Werner kommt jeden Tag angeradelt, obwohl er mitten in seiner Gesellenprüfung steht. Die Nachbarsfrauen schauen herein, reden mit Omi und halten ihre Hand. Manchmal weint die eine oder andere. Frau Barnouffel umarmt Mutti und sagt immer nur: „Ach Gott, ach Gott."
So patent sie sonst ist, hier fehlen ihr die Worte. Omi bekommt von alledem nichts mit.
Aber eines Tages schlägt Omi die Augen auf. Sie will sofort aufstehen, die Hühner füttern. Sie denkt nämlich, es sei früher Morgen, obwohl es bereits Nachmittag ist und wundert sich nur, dass sie sich so zittrig fühlt.
„Das liegt wohl an dem komischen Zeug, das ich geträumt habe", brummelt sie.

Sie hat geträumt, erzählt sie, sie sei gestorben und liefe voller Freude zu ihren schon früher gestorbenen Glaubensgeschwistern, die auf einem Hügel auf sie zu warten schienen. Als sie sich aber dem Hügel näherte, schickten die Geschwister sie wortlos zurück. Traurig kehrte Omi um. Die Sonne schien glühend heiß vom Himmel und brannte in ihren Augen. Der Weg war öde und staubig wie in einer Wüste. Auf einmal liefen blutige, herzzerreißend blökende Lämmer an ihr vorbei.
„Es muss Ostern sein“, dachte sie beklommen. „Denn nur zu Ostern werden Lämmer geschlachtet.“
Aber Ostern ist längst vorbei.

Hierwelt, Anderwelt und der schwarze Reiter

Als Ulli aus der Schule kommt, steht Mutti am Waschzuber, schrubbt die Wäsche auf dem Waschbrett und singt:

„Warte, warte nur ein Weilchen,
bald kommt Haarmann auch zu dir.
Mit dem kleinen Hackebeilchen
Macht er Büchsenfleisch aus dir.
Aus den Ohren macht er Sülze,
aus dem Nacken macht er Speck.
Aus den Beinen macht er Eisbein.
Alles andere schmeißt er weg.“

„Warum singst du das, Mutti?“ fragt Ulli vorsichtig.
Ihre Angst-Uhr beginnt zu ticken. Ist wieder ein Bösewicht unterwegs? Diesmal einer, der Haarmann heißt und ein Hackebeilchen hat? Und warnt Mutti mich diesmal mit einem Lied statt mit der Zeitung? Aber ich bin doch jetzt ein Mensch und muss nicht mehr gefangen werden. Hat sich das noch nicht herumgesprochen in den Verfolgerkreisen?
Mutti schaut kurz auf.
„Was starrst du Löcher in die Luft? Geh deine Schularbeiten machen.“
„Kann der Haarmann wirklich mit diesem Hackebeilchen kommen, Mutti?“
„Quatsch. Das ist doch nur ein Lied. Der Haarmann war ein Massenmörder und ist schon lange tot. Beschäftige deinen Grips lieber mit Lernen.“
Angst. An jeder Ecke lauert die Angst. Und es ist durchaus nicht so, dass immer nur Ulli Angst hat. Auch Omi und Mutti haben Angst. Die ganze Welt ist voll von Angst.
„Die Welt ist ein Pulverfass“, sagt Mutti dazu.

Ulli hatte also verkehrt gedacht, als sie glaubte, das Angsthaben höre auf, wenn sie kein Troll mehr ist. Und dass das Angsthaben dann wenigstens mit dem Erwachsensein aufhört, scheint auch ein Trugschluss zu sein. Angst haben geht durch alle Altersgruppen. Nur es scheint unehrenhaft zu sein, Angst zu zeigen. Denn Ulli wird immer ausgelacht, wenn sie versucht, ihre Angst preiszugeben.
„Ulli, du hast einen Vogel", heißt es dann. Deshalb redet sie mit niemandem mehr darüber. Aber ist es zum Beispiel wirklich so abwegig, dass ein Bösewicht einen fängt? Dass die Sonne eines Tages vom Himmel fällt und die Erde verbrennt? Oder dass der Mond die Erde zu sich hoch reißt? Seit Ulli in der Schule vom Einfluss des Mondes auf Ebbe und Flut gelernt hat, fürchtet sie, dass der Mond echt gefährlich werden kann und vielleicht einmal die Meere mit der ganzen Erde zu sich hochzieht. Denn Wasser und Erde kleben so fest aneinander, dass sie nicht zu trennen sind.
In ihr Geheimnisbuch schreibt sie: „Angst ist die größte aller Splitterbomben. Sie ist ein echter Krake im Bauch, den man nicht aushusten kann. Es bleibt einem nichts anderes übrig, als gegen ihn zu kämpfen oder sich auffressen zu lassen. Ich kann mir schon denken, warum der liebe Gott mir so einen extra großen Angstkraken geschickt hat. Ich ehre meine Mutti nicht genug. Und ich ehre meine Omi nicht genug. Und den lieben Gott auch nicht. Denn er ist meiner Meinung nach eigentlich kein wirklich lieber Gott. Er lässt Böses nicht nur zu. Er denkt sich manchmal sogar selber etwas aus, um den Menschen zu zeigen, wer der Herr ist. Der liebe Gott ist allmächtig und allwissend. Ihn kann nichts überraschen. Deshalb ist für ihn vielleicht alles langweilig. So hat er sich den Trick mit dem freien Willen ausgedacht. Auf diese Weise weiß er nicht genau, wie sich der Mensch entscheidet und was daraus entsteht. Damit das aber nicht zu unübersichtlich wird, hat er die zehn Gebote erfunden, die der Mensch auf jeden Fall halten soll, wenn er nicht bestraft werden will. Für alles andere gilt dann der freie Wille."

Ulli hat ein neues Spiel entdeckt. Das Kreiseln. Das Kreiseln klappt am besten, wenn man alleine ist. Deshalb läuft sie zu dem Feldweg mit den vier Bäumen, der Bauer Gerdes und Bauer Glatts Äcker voneinander trennt. Dort dreht sie sich mit ausgestreckten Armen, bis ihr schwindlig wird. Manchmal dreht sie sich rechts herum und manchmal links herum. Es scheint keinen Unterschied zu machen. Zum Glück, weil sie doch immer rechts und links verwechselt. Dazu singt sie das Zauberlied, das sie von Tante Jo gelernt hat:

„Ich möchte' für tausend Taler nicht,
dass mir der Kopf ab wär'.
Ich lief dann immer rundherum

Und wüsst' nicht, wo ich wär'.
Die Leute blieben alle steh'n,
ei kiek doch den, ei kiek doch den.
Ich möchte' für tausend Taler nicht,
dass mir der Kopf ab wär'."

Tante Jo wusste wohl nicht, dass es ein magisches Lied ist. Sonst hätte sie es sicher für sich behalten. Denn Zauberlieder darf man eigentlich nicht verschenken. Sie könnten sonst unwirksam werden. Ulli hat Dusel gehabt.
Das Zauberlied und das Kreiseln sind Tür und Schlüssel zu einer ganz neuen Erfahrung.
Wenn sie sich lange genug gedreht hat, entsteht in ihrem Kopf ein wundersam drizzliges Gefühl. Die Erde dreht sich wie ein Karussell. Wenn Ulli das Gefühl hat hinzufallen, legt sie sich ganz schnell auf den Boden oder stolpert zu einem der vier Bäume, um sich festzuhalten. Dann schließt sie fest die Augen und wartet ab, was geschieht. Punkte aus Farbe und Licht bewegen sich spiralförmig auf sie zu. Sie formen sich zu Kreisen, Sternen, Tunneln. Sie hört Musik. Es ist, als seien die bunten Lichtpunkte Tasten einer Orgel, die sich selbst spielt. Mit der Zeit wird die Erde wieder langsamer. Die bunten Lichtpunkte steigen zum Himmel und verschwinden in den Wolken. Ach, ist das schön. Ulli kreiselt noch einmal und noch einmal. Jedes Mal wird sie schneller und leichter. Sie hat das Gefühl, wenn sie so weiter übt, wird sie eines Tages abheben und durch die Lüfte fliegen.
Durch das Kreiseln ist Ulli zu einer wundersamen Erkenntnis gekommen. Die Erde muss rund sein. Denn egal wie sie den Kopf dreht, nichts ist eckig. Komisch, dass ihr das früher nie aufgefallen ist. Natürlich, eine eckige Erde kann sich nicht drehen.
Ullis Kopf wird oft richtig verwirbelt. Manchmal ist ihr zum Erbrechen übel. Und doch, sie muss kreiseln und kreiseln. Es ist, als werde sie gerufen. Und eines Tages sieht Ulli aus den schwirrenden, summenden Farblichtpunkten kleine Wesen springen und durch die Lüfte tanzen. Ulli hat das Gefühl, in eine andere Welt zu schauen, Anderwelt, das Land des strahlenden Schwirrens, des leichten Seins. Die kleinen Wesen haben keine feste Gestalt. Sehen sie anfänglich aus wie Däumlingsmenschen, scheinen sie bald darauf Vögel zu sein und im nächsten Augenblick so etwas wie Schmetterlinge. Ulli fühlt sich hier ein wenig so, als gehöre sie hier hin. Ob das der Himmel ist, in den die Seele nach dem Tod fliegt? Hüpft Ullis Seele beim Kreiseln aus ihrem Körper und zeigt ihr, was sie erwartet, wenn sie brav ist?

Ulli kann nicht genug bekommen von den bunten, tanzenden Irrlichtern und den Kobolz schießenden Wesen, die sie umkreisen, streicheln, anlächeln und ihr so zeigen, dass sie sie liebhaben.
Nur schade, dass sie nicht mit ihnen reden kann. Aber vielleicht lernt sie sich über eine Art Fühlsprache mit ihnen zu verständigen.
Eines Tages bemerkt Ulli in Anderwelt ganz hinten, wo Erde und Himmel zusammenpappen, was man in Hierwelt einen Horizont nennt, einen schwarz gekleideten Reiter auf einem ebenso schwarzen Ross. Er winkt kurz zu ihr herüber und reitet durch diesen Horizont davon. Er kommt ihr merkwürdig bekannt vor. War das der schwarze Mann, der manchmal nachts vor ihrem Bett steht? Der Trollbote? Was macht der denn hier?
Es gibt Fragen ohne Ende, aber niemals eine endgültige Antwort, niemals eine Wirklichkeit, die immer wirklich ist.

Ulli geht jetzt in die dritte Klasse und ist, wenn man vom Rechnen absieht, eine gute Schülerin. Das Rechnen allerdings ist für sie ein Buch mit sieben Siegeln, wie Mutti das nennt. Dabei liebt Ulli die Zahlen eigentlich. Sie sind ebensolche geheimnisvollen Zauberzeichen wie Buchstaben. So wie sich sechsundzwanzig Buchstaben in ständig neue Wörter und Sätze verwandeln können, verwandeln sich die 10 Zahlen von Null bis Neun in lauter neue Zahlen, wenn man sie vermischt. Und in der Null ist ein ganz besonderer Zauber enthalten. Steht sie für sich allein da, ist sie ein Nichts. Aber kommt dieses Nichts mit einer anderen Zahl in Berührung, wird diese Zahl entweder größer oder kleiner, je nachdem, ob die Null vor oder hinter der Zahl steht. Also ist die Null etwas, was die Macht hat, Zahlen zu verändern, auch wenn sie selbst ein Nichts ist. Also ist Nichts nicht nichts, sondern eine Macht. So etwas Verrücktes.

Wieder gibt es Sommerferien. Ulli ist schon ein gutes Stück vorangekommen beim Erklettern des Zeitbergs. Und dennoch wird es noch lange dauern, bis sie auf dem Gipfel angekommen ist, obwohl die Zeit andererseits so schnell an ihr vorbeihuscht. Es muss wohl zwei Zeiten gleichzeitig geben, eine langsame und eine schnelle, auch wenn es nach der Uhr nur eine Zeit gibt. Die Zeit ist ein bisschen wie die Null. Sie macht den Tag größer oder kleiner oder wie man es in diesem Fall sagt, schneller oder langsamer. Der Unterschied ist, dass die Zeit sich selbstständig bewegt und die Null von den Menschen bewegt wird.
„Ob Zeit und Null im Grunde dasselbe sind, nur verschieden gefühlt werden? Ich werde nach den Ferien Fräulein Maltus danach fragen."

Das Korn ist geschnitten, zu Garben verknotet und zu Häuschen aufgestellt. Erika und Ulli sitzen in einem Garbenhäuschen und unterhalten sich darüber, welcher Lehrer der bessere ist, der Karl oder der Walther.
„Den Walther habe ich nicht ganz so gern“, meint Ulli, „der erschreckt mich immer.“
Lehrer Walther ist schwerhörig. Deshalb wird er beim Reden mit der Zeit immer leiser. Spätestens, wenn kein Kind mehr aufpasst, merkt er, dass er flüstert. Dann holt er tief Luft und brüllt durch die Gegend. Das ist der Augenblick, wo die Kinder zusammenzuckend in die Höhe fahren. Erika kichert. Sie will gerade dazu etwas sagen, als sie Ullis Mutti rufen hören.
„Ulli, Ulli, wo bist du? Komm sofort nach Hause.“
Ulli hat keine Lust, nach Hause zu kommen, jetzt wo sie sich gerade so gut unterhält.
„Wenn ich mich nicht rühre, gibt Mutti es auf. Sie weiß ja nicht, wo ich bin“, flüstert sie Erika zu.
Doch Mutti denkt gar nicht daran, aufzuhören: „Ulliii, Ulliii!“
„Ich glaube, du musst gehen“, meint Erika resigniert. „Sonst gibt es bloß Ärger.“
Seufzend steht Ulli auf. „Also meinetwegen.“
Ungnädig bewegt sie sich in die Richtung, aus der das Rufen kommt.
„Ich komme ja schon. Was ist?“
„Antworte gefälligst, wenn ich dich rufe“, schimpft Mutti.
Sie packt Ulli am Schlafittchen und schubst sie in Richtung Bunker.
„Wie du wieder aussiehst.“
In der Küche sitzen Omi und der Mann, den Ulli Onkel Dieter nennen soll. Onkel Dieter kommt seit einiger Zeit, um Mutti zum Spaziergang abzuholen. Manchmal gehen sie zusammen auf den Fußballplatz, weil Onkel Dieter ein Fußballfreund ist. Wenn sie zurück kommen, hat Omi immer schon den Muckefuck gekocht. Dann wird gemütlich gevespert.
Heute trägt Onkel Dieter einen schwarzen Anzug. Er sieht richtig feierlich aus. Auf dem Küchentisch steht ein Weckglas mit einem bunten Wiesenblumenstrauß, den er unterwegs gepflückt hat. Ulli streckt ihm ihre sandige Hand hin: „Tach.“
Onkel Dieter zieht sie zu sich auf den Schoß.
„Na, was sagst du dazu, dass ich dein neuer Papa werde?“
Ulli weiß gar nichts dazu zu sagen. Sie weiß nicht einmal, ob das überhaupt geht. Sie hat ja schon einen Papa, auch wenn er im Himmel ist.
Ulli blickt von Omi zu Mutti. Omi sieht sehr ernst aus. Und Mutti laufen die Tränen über das Gesicht.

Wie soll Ulli das wieder verstehen? Wenn es Mutti und Omi nicht recht ist, dass Onkel Dieter ihr neuer Papa wird, warum lassen sie das dann zu? Mutti schluckt ihre Tränen hinunter und sagt stockend: „Du brauchst einen Vater, Ulli.“
Das findet Ulli nun gar nicht.
„Ich brauche keinen Vater“, begehrt sie auf.
„Doch, du brauchst einen“, beharrt Mutti. „Wir werden heiraten. Onkel Dieter wird dein Papa, ob dir das passt oder nicht.“
Doch vorläufig sieht es eher so aus, als ob es Mutti nicht passt.
„Du kannst mich jetzt schon Papa nennen“, schlägt Onkel Dieter gönnerhaft vor. Er tätschelt Ullis Wange.
„Ich denke, wir werden uns gut vertragen.“
In dieser Nacht träumt Ulli von dem schwarzen Reiter. Er reitet auf sie zu und ruft in einem fort: „Das ist der Weltuntergang, der Weltuntergang.“
Dabei fuchtelt er wild mit einem Hackebeilchen, genau wie der Haarmann. Es sieht aus, als wolle er Ulli niederreiten. Erschreckt wacht sie auf.

Mutti weint jetzt mehr als sie lacht. Omi und Tante Jo, die mit Gerald angereist ist, weil in der Stadt auch die Sommerferien sind, reden auf sie ein.
„Du brauchst ihn doch nicht zu heiraten, wenn dir das zuwider ist. Kein Mensch zwingt dich. Es geht auch ohne Mann.“
„Ich kann froh sein“, schluchzte Mutti, „einen Mann zu bekommen, der für uns sorgen will. Denn ich werde nie eine Witwenrente kriegen, weil Fritz als Kriegsverbrecher gilt. Und Ulli braucht eine feste Hand.“

Mutti und Onkel Dieter bereiten ihre Hochzeit vor, während ein Herr Adenauer, „der olle Konrad“, wie Onkel Dieter sagt, Bundeskanzler wird. Bundeskanzler ist etwas Ähnliches wie Führer, nur nicht so streng. Einem Führer muss man auf Gedeih und Verderb gehorchen. Einem Bundeskanzler kann man auch einmal widersprechen, weil Deutschland jetzt eine Demokratie ist.

Hierwelt – Fegefeuerwelt

Fräulein Maltus erklärt der Klasse, das die Erde rund ist und sich dreht. Für Ulli ist das „klar wie Kloßbrühe.“ Nur dass es einen ganzen Tag lang dauert, bis sich die Erde einmal um sich selbst gedreht hat, deckt sich nicht mit ihrer Erfahrung. Beim Kreiseln dreht sich die Erde in Sekundenschnelle um sich selbst. Wenn Ulli zu kreiseln aufhört, dauert es zwar etwas, bis die Erde wieder bei sich angekommen ist, aber auf gar keinen Fall einen Tag lang. Soll Ulli Fräulein Maltus und der Klasse verraten, auf welche Weise man ganz schnell herausfinden kann, wie es wirklich ist? Ulli ist unschlüssig. Einerseits brennt sie darauf, ihr Wissen preiszugeben. Andererseits fühlt sie, dass sie das nicht darf. Es ja ein Seelen-Geheimnis.

Es kommt noch toller. Fräulein Maltus behauptet, die Erde drehe sich nicht nur um sich selbst, sondern auch um die Sonne und das soll ein ganzes Jahr dauern. Davon ganz abgesehen, dass Ulli eher den Eindruck hat, dass sich die Sonne um die Erde dreht und nicht umgekehrt, vergeht auch höchstens ein Tag dabei und kein Jahr. Man braucht bloß in den Himmel zu schauen, um zu beobachten, wie die Sonne morgens auf- und abends wieder untergeht. Gibt es etwa verschiedene Wirklichkeiten gleichzeitig? Eine sichtbare und eine unsichtbare? Und woher kennen die Lehrer die unsichtbare Wirklichkeit? Gibt es andersäugige Menschen, für die die unsichtbare Wirklichkeit sichtbar ist? Oder ist Ulli nur andersäugig, nämlich trolläugig? Aber Ulli ist doch jetzt ein Mensch.

Auch andere Kinder melden ihre Bedenken an.

„Wenn sich die Erde drehte, müssten wir ja dauernd hin- und her purzeln“, wirft Ingrid Karl skeptisch ein.

„Wenn die Erde rund ist, dreht sie sich auch“, meint Georg Kalmann, „so wie ein Ball kullert, weil er rund ist.“

„Und weshalb purzeln wir nicht hin und her?“ beharrt Ingrid auf ihrer Frage.

„Dann ist die Erde eben nicht rund“, ruft der dicke Max.

„O doch“, platzt es aus Ulli heraus, „ihr müsst mal kreiseln, dann merkt ihr das.“

Vor Schreck beißt sie sich auf die Zunge. O Gott, jetzt hat sie das Geheimnis doch verraten. Ob das gut geht? Ulli spürt den Angstkraken in sich. Fräulein Maltus aber antwortet ganz harmlos: „so einfach ist das nicht. Beim Kreiseln dreht es sich im Kopf, auch wenn man das Gefühl hat, es sei die Erde.“

„Eben“, lacht Marlis aus der letzten Bank „der Kopf ist ja auch rund.“

Es klingelt zur Pause. Fräulein Maltus klappt das Klassenbuch zu und verspricht, das Geheimnis des festen Standes auf der runden Erde in der nächsten Erdkunde-Stunde zu lüften.
Kaum sind am Nachmittag die Schularbeiten gemacht, saust Ulli zu ihren vier Bäumen und beginnt zu kreiseln. Sie muss unbedingt wissen, ob man ihr in Anderwelt wegen des Verrats böse ist.
„Muss der schwarze Mann eigentlich auch kreiseln, wenn er zu mir nach Hierwelt kommt? Wahrscheinlich nicht. Die Anderweltler haben das nicht nötig, weil sie keinen festen Hierweltkörper haben, sondern einen, der jede Gestalt annehmen kann und sowieso alle festen Mauern und Wände durchdringt."
Ullis Gedanken kreiseln mit ihren Beinen um die Wette, überschlagen sich, fließen ineinander, stoßen sich an und verknüpfen sich mit den bunten Blasen vor ihren Augen. Die Kreise, die ihre Füße drehen, legen sich um sie wie eine Schnur. Ulli hat das Gefühl, eingefangen zu werden, kann aber nicht aufhören. Die Füße lösen sich von der Erde. Huch... jetzt fliegt sie mit den bunten Lichterfunken höher und höher. Fliegt sie in den Himmel? Oder ist sie verloren irgendwo zwischen Himmel und Erde? Das anfängliche Glücksgefühl wird mit Bangigkeit durchsetzt. Am Rand der Sonne taucht der schwarze Mann mit seinem Pferd auf. Gottseidank. Er wird Ulli auffangen.
„Komm, halte mich, schwarzer Reiter", will sie rufen.
Aber alles, was aus ihr herauskommt, ist ein heiseres Krächzen. Der schwarze Reiter schaut sie kurz und grimmig an, hebt seinen Arm und schleudert doch wahrhaftig sein Hackebeilchen nach ihr. Ein heftiger Schmerz durchzuckt Ulli, als es an ihren Kopf schlägt. In ihren Ohren braust ein gewaltiges Summen auf. Dann macht es plumps. Alles ist einen Moment lang totenstill und dunkel. Die Erde dreht sich langsamer und langsamer, hält endlich an. Als es endlich wieder hell wird, findet Ulli sich auf dem Feldboden wieder. Ihre Hände haben sich um einen großen Stein verkrampft. Von ihrer Stirn tropft Blut.

Anderwelt will Ulli nicht mehr, weil sie das Kreiselgeheimnis verraten hat. Jetzt ist sie nur noch eine Menschen-Ulli.

Mutti hat Onkel Dieter geheiratet und heißt jetzt Röhrke. In der Kirche hat sie so sehr geweint und geschluchzt, dass Ulli es richtig peinlich fand. Sie weiß nicht, was sie von Mutti denken soll. Omi und Tante Jo haben ihr das Heiraten immer wieder auszureden versucht. Aber Mutti hat ihren Dickkopf. Sie redet sich ein, dass ihre Ulli einen Vater braucht. Wofür eigentlich?

Nach der Hochzeit ziehen Mutti und Ulli zu Onkel Dieter-Papa in Tante Floras Gartenhäuschen, in dem er mit seiner Schwester, seiner Mutter und dem Hund Raudi bis jetzt lebte. Tante Flora ist zu ihrem Sohn nach Offenbach gezogen, damit ihr Bruder ein Zuhause für seine neue Familie hat. Seine Mutter bleibt allerdings da, weil man alte Bäume nicht verpflanzen darf. Auch Raudi, der Promenadenmischlingshund, wird nicht verpflanzt. Tante Flora kann ihn in der Stadt nicht brauchen. Im Gegensatz zu Oma Röhrke ist Raudi totunglücklich darüber und heult noch wochenlang, vor allem in der Nacht.
„Er heult den Mond an“, sagt Onkel-Dieter-Papa.
Aber Ulli weiß, dass er heult, weil er sich im Stich gelassen fühlt. Wenn sein Heulen ganz besonders herzzerreißend wird, schleicht sie sich nach draußen und setzt sich neben ihn an die Hundehütte. Raudi vergräbt seine Schnauze in Ullis Schoß und wird ruhig. Beide lauschen sie dann dem Froschquaken, das von dem Teich hinter den Feldern herüberklingt und schlafen meist darüber ein. Irgendwann in der Nacht wacht Ulli wieder auf, weil ihr die Glieder vom Krummsitzen weh tun und schleicht ins Haus zurück.
Das Häuschen ist umgeben von einem Garten, in dem Johannisbeer- und Stachelbeersträucher stehen, ein paar Apfelbäumchen und eine Rosenlaube. Um den Garten herum ist eine große Wiese, auf der im Sommer Bauer Wolters Kühe weiden, ein Korn- und ein Rübenfeld. An der Vorderseite hinter dem Gartentor verläuft die Hauptverkehrsstraße. Die nächsten Nachbarn wohnen hinter diesen Feldern in den Reichsarbeitsdienstbaracken, die RAD-Baracken genannt werden.
Ullis Omi bleibt im Bunker und heißt jetzt Bunker-Omi.
Eigentlich hat sich der neue Papa gedacht, dass Ulli zum Schlafen zur Bunker-Omi geht. Denn die Zimmer im Häuschen sind so klein, dass man nur wenig hineinstellen kann. Sie bestehen aus einer kleinen Küche, einem ebenso kleinen Schlafzimmer, einem noch kleineren Zimmerchen für Stiefpapas Mutti und einer Mischung aus Rumpelkammer und Speisekammer, in der Ulli untergebracht werden muss.
Mit seinem Vorschlag beißt er bei Omi auf Granit.
„Ein Kind gehört zur Mutter“, sagt sie streng. „Außerdem habt ihr geheiratet, damit das Kind einen Vater hat. Also kommt mir nicht auf die Tour.“
Der Schulweg ist jetzt viel länger. Ulli muss ziemlich früh aufstehen, um nicht zu spät zu kommen. Als es auf den Herbst zugeht, kauft die Bunker-Omi ihr ein Fahrrad, damit sie nicht durch die Dunkelheit laufen muss. Der neue Papa hat auch ein Fahrrad für seinen Weg zur Arbeit in der Molkerei in Beesten. Wenn Ulli aus der Schule kommt und zu Mittag gegessen hat, fährt sie in die Molkerei, um Papa eine warme Mahlzeit zu bringen. Sie tut

das gern. Denn Papa hat sie schon in der ganzen Molkerei herumgeführt und ihr gezeigt, was die Molkereiarbeiter so arbeiten. Wenn die Milch zu Milchpulver getrocknet ist, fällt sie durch Riesentrichter in darunter befestigte Säcke. Papas Aufgabe ist es, die vollen Säcke abzunehmen und zu verschließen und leere Säcke unter die Trichter zu hängen.
Wenn Ulli zurückkommt, nimmt Mutti manchmal ihr Fahrrad und fährt zum Einkaufen ins Dorf.
Da Anderwelt Ulli verstoßen hat, hat sie sich eine neue Welt gesucht, in die sie eintauchen kann, wenn es ihr in Hierwelt zu „dumm“ wird. Diese neue Welt ist eine Gedankenbilderwelt. Sie hat den Vorteil, dass Ulli bestimmen kann, was sie erleben will und wie sie es erleben will, jedenfalls bis zu einem gewissen Punkt. Dann läuft auch diese Welt selbstständig weiter. Aber es ist leichter in sie hineinzukommen. Ulli läuft ein paarmal auf dem breiten Gartenweg hin und her und stellt sich dabei vor, was sie sehen und erleben will. In Null-Komma-Nichts fließen die Gedankenbilder nach außen und bilden ihre neue Welt.
Auch beim Radfahren, zum Beispiel auf dem Weg zur Schule klappt das. Manchmal allerdings wacht sie nicht rechtzeitig auf. Der Ulli-Körper fährt an der Schule vorbei.
Sich in Ulli-Welt hineinzuträumen, klappt nach einigem üben auch abends, wenn sie im Bett liegt. Dabei vergisst sie ganz ihre Angst vor der Nacht. Wenn sie darüber einschläft, träumt sie schöne Träume. Allerdings manchmal, wenn es in Ulli-Welt sehr spannend zugeht, bleibt sie hellwach und ist morgens wie gerädert.
Ulli-Welt ist eine tolle Entdeckung. Hier kann sie, wenn sie will, sogar mit ihrem toten Papa zusammen sein, der dann gar nicht tot ist und kann mit ihm besprechen, was sie bewegt. In Hierwelt ist ja keiner, der Ulli zuhört.
Oft erlebt Ulli Abenteuer, die gefährlich sind, bei denen sie aber immer mutig ist und siegt. In Ulli-Welt ist sie eine Heldin. Dort ist sie klug, geschickt und stark. Alles, was sie anpackt, gelingt. Keiner stört sich an ihrer Linkshändigkeit. Auch das Rechnen macht ihr keine Mühe. In Ulli-Welt gibt es für sie keine Hindernisse. Dort sind es die anderen, denen sie beistehen muss.
Mehr und mehr verkriecht Ulli sich in Ulli-Welt. Sie kann inzwischen bei jeder Gelegenheit in sie hineinschlüpfen, zum Beispiel beim Ballspielen oder wie Stiefoma das nennt, beim Ballern. Das Ballern besteht darin, den Ball an die Hauswand zu werfen, ihn aufzufangen und wieder zu werfen, immer schneller, immer wilder, je mehr sie in Ulli-Welt hinein driftet.
Manchmal reißt Stiefoma sie brutal aus Ulli-Welt heraus, indem sie sie heftig am Arm zieht.

„Musst du denn immer so herumballern?“ schimpft sie. „Ich habe schon Kopfschmerzen von dem Gedröhne.“

Egal, wo man ist, man landet immer wieder in der Hierwelt, wenigstens so lange man lebt. Doch eine Endwelt ist Hierwelt natürlich auch nicht. Wenn Ulli stirbt, verschwindet sie von hier. Der Ulli-Körper verwandelt sich in Erde. Und die Ulli-Seele zieht in eine Himmelwelt oder in die Hölle, je nach Gehorsam oder Ungehorsam gegen Gott. Das ist Glaubensgewissheit, wie Herr Randolf sagt. Komisch, dass, wenn es um den lieben Gott geht, Glaube und Gewissheit dasselbe sind. Aber im normalen Leben sind das verschiedene Dinge. Zum Beispiel, wenn Ulli gefragt wird, ob sie die Rechenaufgabe kapiert habe und sie antwortet: „ Ja, ich glaube“, dann heißt es prompt: „Was ist nun? Glaubst du es oder weißt du es?“
Also kann ein Glaube gewiss sein oder auch nicht. Nur der liebe Gott ist wirklich gewiss, auch wenn man das nur glaubt. Jedenfalls hat man seinen Sündenkörper rein zu halten. Ulli überlegt, ob sie zur Sicherheit nicht lieber katholisch werden soll. Denn die gehen zur Beichte, wenn ihre Seele schmutzig geworden ist und waschen sie damit wieder rein. Als Ulli Omi fragt, was sie davon hält, bekommt sie zur Antwort, dass sie nichts davon hält, weil die Beichte kein Allheilmittel ist.
„So einfach darf man es sich nicht machen, Ulli. Gehorch du nur ein bisschen besser, dann brauchst du keine Angst vor dem lieben Gott zu haben.“
Mutti hält auch nichts vom katholisch werden.
„Evangelisch sein reicht aus, Ulli. Was die Katholischen alles so machen, ist ein unnützer Pipapo. Zerbrich dir nicht dauernd dein Köpfchen über alles Mögliche. Gehorche lieber. Dann ist alles in Ordnung.“
Und Herr Randolf meint: „Wenn du dich bemühst, sündenfrei zu leben, kann dir gar nichts passieren, weil dann die Gnade unseres Herrgotts einsetzt. Der liebe Gott weiß, wie schwer es ist, sündenfrei zu leben und belohnt schon die Bemühungen. Du brauchst dafür nicht katholisch zu werden. Die Beichte macht die Menschen auch nicht frömmer.“
„Aber mit der Beichte hat man die Möglichkeit, seine Sünden wieder loszuwerden.“
„Um Platz für neue zu schaffen?“ fragt Herr Randolf lächelnd. „Bitte doch den lieben Gott jeden Abend vor dem Schlafengehen um Verzeihung, wenn du betest“.

Ulli hat manchmal den Verdacht, dass schon die Hierwelt eine Art Vorhölle oder Fegefeuer ist, wie die Katholischen sagen, damit man eine Vorstellung davon bekommt, was auf einen zukommt. Die richtige Hölle ist sicher noch viel brutaler. Vor allem währt sie ewig.

Wie leben eigentlich die Erwachsenen mit dieser Gefahr? Ulli hört nie, dass sie darüber sprechen, vor der Hölle Angst zu haben. Über Angst wird höchstens gesprochen, wenn eine Gefahr vorbei ist. So sprechen sie viel über die Hitlerreichhölle und den zweiten Weltkrieg, auch die Lehrer in der Schule. Alle betonen, was für schreckliche Menschen dieser Hitler und seine SS- und SA-Leute waren. Und alle sind glücklich darüber, dass sie noch einmal davon gekommen sind.
Eine andere Vorhölleneigenschaft ist Ullis Meinung nach das Schlachten von Tieren in der Hierwelt. Der Mensch muss aber Fleisch essen, weil es ihn gesund und stark macht. Also muss er Tiere töten, obwohl das eigentlich auch eine Sünde ist, wenn man das Gebot „du sollst nicht töten“ ernst nimmt. Ob Menschenfleisch auch gesund und stark macht? Hoffentlich kommt keiner auf die Idee, es auszuprobieren. Halt, einer hat das auf jeden Fall schon ausprobiert, der Haarmann in Muttis Lied:
„Warte, warte nur ein Weilchen.“
„Der Haarmann ist dafür hingerichtet worden“, hatte Mutti gesagt. Aber ist er wirklich der einzige Menschenfresser gewesen?

Abends spielen Papa, Mutti und Ulli manchmal Mensch-ärgere-dich-nicht, auch so ein typisches Hierwelt-Vorhöllenspiel voller Tücken und Gemeinheiten. Anfänglich sind alle Spieler noch gleich. Sie haben vier Steine und würfeln mit dem gleichen Würfel. Der aber ist die höhere Macht, wie im Leben der Teufel oder der liebe Gott. Er macht mit den Spielern, was er will, indem er ihnen irgendwelche Zahlen würfelt. Aber der Spieler darf nicht unbedingt machen, was er will mit diesen Zahlen. Er muss auf seinem Weg zum Ziel alle anderen vom Platz werfen, wenn der Würfel es möglich macht, weil sich sonst keiner ärgern müsste. Und das ist doch der Sinn des Spiels. Wer als Erster im Ziel ist, ist der Gewinner. Dabei kann es doch gleich sein, ob man der Erste ist oder der Letzte. Hauptsache, man kommt überhaupt ans Ziel.
Auch aus ihren Erfahrungen kann Ulli nicht viel lernen, weil sie auf die Würfelzahlen keinen Einfluss hat und immer neu versuchen muss, aus dem, was sie bekommt, das Beste zu machen. Und das Beste für einen selbst ist meistens das Schlechteste für einen anderen. Bei diesem Spiel ist man ebenso wie beim Tiere töten geradezu zum Sündigen gezwungen. So richtig höllisch aber ist, dass einer, der sowieso nur einen Stein draußen hat und damit keine Möglichkeit bekommt, einen weniger gefährlichen Weg zu wählen, nicht einfach zurücklaufen darf. Nein, er muss immer weiter vorwärtsgehen durch jede Gefahr und jeden aus dem Weg schlagen, wenn der Würfel es zulässt, damit er weiterkommt. Er kann nur hoffen, das Glück zu haben, dass seine Gegner nicht die Zahlen bekommen, die sie brauchen, um

ihn zu werfen. Nur dann kommt er ins Ziel. Das ist doch keine echte Chance, so eine, die von einem Würfel abhängt und den Spieler zwingt, die anderen zu schlagen.
„Dafür heißt das Spiel Mensch-ärgere-dich-nicht", sagt Papa.

Kinder kommen aus dem Po

Eines Morgens im Februar nimmt Mutti Ulli zur Seite. „Wenn du aus der Schule kommst, geh bitte zur Bunker-Omi, hörst du? Ich muss ins Krankenhaus."
Mutti grinst so komisch, als sie das sagt. Ulli wird unruhig.
„Um Himmels willen, bist du krank, Mutti? Was hast du denn?"
Mutti wird rot wie eine Tomate, wie immer, wenn sie verlegen ist
„Ich bin nicht krank", stottert sie, „aber du bekommst in den nächsten Tagen ein Geschwisterchen."
„Bist du sicher?"
Mutti nestelt an ihrem bunten, geflickten Morgenrock. „Der Storch bringt es", antwortet sie hastig. „Er hat...hm... gestern Nacht bei uns ans Fenster geklopft."
Ulli zieht ihre Stirn kraus. Für wie klein hält Mutti sie eigentlich?
„Ich habe nichts gehört", sagt sie vorsichtig durchtrieben. „Und wenn, warum musst du dann ins Krankenhaus? Er kann das Baby doch genauso gut hierher bringen. Geklopft hat er schließlich auch hier, oder? Und überhaupt, warum hat er eigentlich bloß geklopft und das Kindchen nicht gleich mitgebracht?"
Mutti windet sich: „Frag nicht so viel. Tu was ich dir sage und Schluss."
Ulli greift nach ihrer Schultasche. „Bist du sicher, dass das Baby nicht eher aus deinem Po kommt?" fragt sie tückisch. „Bei Glasemanns Kuh war das jedenfalls so."
„Ich bin keine Kuh", schreit Mutti los. „Und jetzt hau endlich ab."
Als Ulli nach der Schule bei Omi ankommt, überfällt sie sie sofort mit ihrer Fangfrage.
„Stimmt das, dass der Storch die Kinder bringt?"
„Hm, ja."
„Und wo holt er die her?"
„Weißt du doch, aus dem Poggenteich."
„Ach Omi, das war vielleicht bei euch in Ostpreußen so. Hier gibt es keine Störche, hahaha" lacht Ulli triumphierend.
Omi sieht aus wie ein bedrippstes Huhn.

„Du hast recht, Ulli“, lenkt sie ein „du bist vielleicht wirklich schon zu groß für das Storchenmärchen. Aber wie das wirklich vor sich geht, das ist trotzdem noch nichts für deine Ohren.“
„Ich will es aber jetzt wissen.“
„Dann frag deine Mutter.“
„Hab ich schon. Die lügt auch.“
Omi dreht sich hastig um und beginnt, mit ihren Kochtöpfen zu hantieren. Damit zeigt sie Ulli, dass sie mit ihr nicht weiter über das Thema sprechen will. Was sind die Erwachsenen doch bloß für Geheimniskrämer. Immer wenn Kinder sie etwas aus ihrer Welt fragen, tischen sie ihnen Märchen auf oder sagen: „Ihr seid noch zu klein.“ Warum dürfen Kinder über Erwachsene nichts wissen? Sie werden doch auch einmal erwachsen und müssen wissen, was dann auf sie zukommt.
Am nächsten Tag vertraut Ulli sich Inge Töppken an.
„Meine Mutti bekommt ein Kind, Inge. Und keiner will mir sagen, wie das geht. Kommen die Menschenbabies vielleicht doch nicht aus dem Po?“
„Doch, doch“, antwortet Inge wichtigtuerisch, „die Babies, egal von wem, Katzen, Schweine oder sonst was, die stecken im Bauch von der Mutter und kommen dann eines Tages durch den Po heraus. Man nennt das Werfen. Ich habe dabei schon zugeschaut. Der Vater hat gesagt, das sei beim Menschen auch nicht anders. Wenn es nicht so wäre, müssten die Frauen Eier legen. Aber er hätte noch keine Frau gesehen, die Eier legt.“
Inge atmet tief ein und fährt fort: „Das eigentliche Rätsel ist, wie sie in den Bauch hineingekommen sind und warum, wenn sie doch wieder heraus müssen. Das weiß der Vater auch nicht. Sagt er jedenfalls.“
„Glaub ihm lieber nicht“, seufzt Ulli. „Die Erwachsenen lügen einem die Hucke voll, weil sie denken, wir seien zu klein dafür. Dahinter steckt doch sicher etwas Aufregendes. Wenn ich nur wüsste, wie ich dahinterkommen kann.“
Papa sitzt bei Omi in der Küche und schaufelt einen Teller Kartoffelsuppe in sich hinein, als Ulli zur Tür herein kommt.
„Das Brüderchen ist da“, strahlt er sie an. „Ich nehme dich nach dem Essen mit zur Mutti, damit du es sehen kannst.“
„Auja. Ich bin ganz wild darauf, einmal ein Kind zu sehen, das der Storch gebracht hat.“
Papa schaut Omi fragend an. Omi rührt in der Suppenschüssel.
„Jetzt setz dich erst einmal hin und iss dein Mittagessen“, presst sie hervor.

Mutti liegt im Bett und lässt das Baby an ihrer Brust nuckeln.
„Was macht es da, Mutti?“
Muttis Gesicht rötet sich. Ihr ist es gar nicht recht, dass Ulli sie so sieht.

„Tschuldigung“, flüstert Papa schuldbewusst.
„Inge hat in allem recht“, überlegt Ulli, „das Baby trinkt aus Muttis Zitzen. „es ist alles genau wie bei Katzen und Schweinen. Nur dass die mehr Zitzen haben. Aber die werfen auch mehr Junge.“
Ulli betrachtet das kleine, saugende Wesen eingehend.
Es ist ziemlich groß. Wie konnte es in Muttis Bauch Platz gehabt haben? Und wie erst aus so einem kleinen Poloch herauskommen? Ulli hatte sich einen Porutscher viel winziger vorgestellt, wie ein Kätzchen etwa. Aber zu fragen hat keinen Zweck. Mutti wirft sie womöglich noch aus dem Zimmer. Und Papa verrät natürlich auch nichts, weil das Frauensache ist. Die Erwachsenen sind gemein mit ihrer Heimlichtuerei.
„Wenn das Brüderchen ein Porutscher ist, dann bin ich wohl auch einer gewesen. Oder legen Trollmamas Eier und brüten ihre Kinder aus?“
Aber warum soll Ulli sich darüber Gedanken machen? Und Eier rutschen auch aus dem Po und müssen da erst auf irgendeine Weise hineingekommen sein. Nur das Ei-Baby selbst hat es etwas leichter. Es bekommt das Herausrutschen nicht so mit wie ein Baby ohne Ei. Dafür muss es das Ei selbst aufklopfen, um geboren zu werden. Woher weiß das Ei-Baby eigentlich, wann es anfangen darf, zu klopfen?
Eine schreckliche Vorstellung, in einem dunklen engen Bauch oder Ei warten zu müssen, bis man endlich auf die Welt kommen darf. Gut, dass Ulli sich daran nicht mehr erinnern kann.

Das Brüderchen wird auf den Namen Johannes getauft. Stiefoma ist ganz aus dem Häuschen vor Freude. Sie lässt Hänschen kaum aus den Augen und passt auf, dass Mutti ja nichts falsch macht, was diese zunehmend nervt. Ulli kann das verstehen. Schließlich ist Hänschen aus Muttis Po gerutscht und nicht aus Stiefomas.

Das Arbeitsbeschaffungs- und Umsiedlungsprogramm ist angekurbelt. Die Leute aus den RAD-Baracken sind umgesiedelt worden. Die Baracken werden abgerissen. Bald werden auch die Leute, die in den Bunkern wohnen, neue Wohnungen bekommen. Denn auch die Bunker sollen verschwinden, damit die Bauern endlich ihr Land zurück bekommen und nichts mehr an den Krieg erinnert. Hoffentlich muss Omi nicht zu weit wegziehen.

Zum Häuschen werden elektrische Leitungen gelegt. Damit gibt es das ersehnte elektrische Licht und vor allem, was Papa und Mutti noch wichtiger ist, ein Radio. Sie hatten schon lange darauf gehofft, Papa wegen des Fußballs und Mutti wegen der Operetten.

Das erste, was Papa in den Nachrichten hört, ist, dass der Koreakrieg ausgebrochen ist.
„Also doch“, stöhnt Papa, „hoffentlich bleibt der Krieg in Korea.“
Die Erwachsenen werden von Tag zu Tag nervöser, obwohl das Wort „Angst“ niemand ausspricht. Man spricht davon, dass der Krieg nach Deutschland überschwappen könnte, obwohl Korea weit weg ist. Aber die Amerikaner sind stark. Die können überall gleichzeitig Krieg führen, ohne sich so unbeliebt zu machen wie die Deutschen. Aber was ist, wenn sich die Sowjets einmischen? Die Erwachsen haben Angst vor den Sowjets, weil die damals im zweiten Weltkrieg, als sie noch Russen hießen, deutsche Frauen vergewaltigten und das halbe Deutschland kommunistisch machten, was mindestens ebenso schlimm ist wie die Diktatur unter Hitler.
Bunker-Omi mag das Wort Krieg absolut nicht mehr hören. Sie hat zwei Weltkriege mitgemacht. Den ersten beim ollen Kaiser Wilhelm, den zweiten beim Adolf. Die nächsten Kriege soll die Welt ihretwegen machen, wenn sie tot ist.
Auf der Straße singen die Kinder das Korealied. Wer weiß, wo das der Wind wieder hergeweht hat.

„Ei, ei, ei Korea,
der Krieg kommt immer näher.
Wenn der Krieg in Deutschland ist,
dann lauf ich nach Korea.“

Denke ich – denkt es in mir?

Bewusstsein ist nicht sichtbar, nicht hörbar und nicht fühlbar. Wenn es mir entgegenliefe, würde ich es nicht erkennen, weil nichts darauf hindeutete, dass es da wäre. Ich weiß noch nicht einmal, ob Bewusstsein eine universelle Energie ist oder eine Fähigkeit, die im Gehirn entsteht. Dennoch ist Bewusstsein etwas, von dem ich weiß, dass ich es habe. Es spricht zwar nicht zu mir, aber es spricht aus mir.
Es gibt Funktionen in meinem Körper, die unbewusst ablaufen. Aber ich bin mir bewusst, dass sie unbewusst ablaufen.
Das Bewusstsein, sagen die Neurobiologen, hat die Aufgabe zu selektieren, was um mich herum vorgeht und nur das zuzulassen, was im Moment für mich wichtig ist, damit die Informationen mich nicht überfrachten und lebensunfähig machen. Ich kann allerdings mein Bewusstsein erweitern, doch nie so, dass ich ein vollständiges Bild von der Welt bekomme.

Außerdem reagiert das Bewusstsein zeitverzögert. Ein Ereignis wird mir erst dann bewusst, wenn es vorbei ist. Das Geschehen in der Welt hat einen anderen Zeitablauf als mein Bewusstsein.
Bewusstsein dehnt sich aus, zieht sich zusammen. Ich weiß im Wachzustand zum Beispiel, dass ich geträumt habe. Aber ich weiß im Traumzustand nicht, dass ich auch ein Wachbewusstsein habe.
Es ist unheimlich, von etwas beherrscht zu werden, von dem man nichts weiß, außer dass es ist.

Aus den Erwachsenen ist nicht schlau zu werden

„Ulli, der Zappelphilipp“, sagt Papa immer. Außerdem ist Ulli reisigdürr wie ein Hungerleider. Aber nicht mehr lange. Denn der Schularzt sorgt dafür, dass Ulli und andere hungrige Kinder aus der Schule zur Erholung geschickt werden. Sie sollen in ein Erholungsheim nach Lüneburg kommen wegen der Solbäder, die angeblich gut für die Nerven sind.
Am Abreisetag versammeln sich die Verschickungs-Kinder mit ihren Muttis auf dem Lingener Bahnhof. Dort warten schon zwei Fürsorgerinnen auf sie, die sie ins Erholungsheim bringen sollen. Der Zug kommt angezischt. Mit einem lauten Heulton fährt er in den Bahnhof ein. Die Lokomotive zieht ihren weißen Qualm wie einen langen Schweif hinter sich her. Es hört sich an, als täte ihr das Anhalten weh. In Ullis Kopf formt sich ein Erinnerungsbild an das Ungeheuer, das vor langer, langer Zeit in der Ostpreußen-Heimat mit ihrem Papa verschwand. Was ist, wenn sich heute wiederholt, was damals geschah, nur nicht mit Soldaten, sondern mit den Kindern? Papa ist nie wiedergekommen. Ob Ulli nun auch nicht wiederk...? Sie schlägt sich mit der Faust an die Stirn und flüstert: „Nicht sowas denken. Ich komme wieder, ich komme wieder.“
„Was hast du?“ fragt Mutti.
„Nichts, gar nichts.“
Auch die anderen Kinder scheinen sich unbehaglich zu fühlen. Einige klammern sich an ihre Muttis und weinen. Ulli klammert nicht und weint auch nicht. Sie weiß aus Erfahrung, dass Mutti sich dann höchstens blamiert fühlt und mit ihr schimpft. Heute will sie ganz lieb sein für den Fall, dass sie nicht wiederkommt, wenn es das Schicksal so will. „Seinem Schicksal entkommt man nicht“, sagt Omi immer. „Das Schicksal ist vorbestimmt. Wir können nur beten, dass der liebe Gott uns gnädig ist.“
Herr Randolf, der Religionslehrer, sieht das etwas anders.

„Die Menschen bestimmen mit ihrem freien Willen ihr Schicksal weitgehend selbst, außer bei Krankheiten und Naturkatastrophen. Und natürlich beim Sterben."
Aber selbst, wenn Herr Randolf im Großen und Ganzen recht hat, kommt das Schicksal der Kinder auf jeden Fall von woanders her, meistens von den Erwachsenen. Kinder dürfen überhaupt keinen freien Willen haben. Dann sind sie ungezogen und werden bestraft. Doch bei den Erwachsenen ist auch nicht alles freier Wille. Immerhin hat Gott ihnen die zehn Gebote gegeben, in denen er befiehlt, was getan und gelassen werden soll. Auch das Mensch-ärgere-dich-nicht-Spiel zum Beispiel zeigt ganz deutlich, wie wenig wert der freie Wille ist, selbst wenn man ihn hat. Der einzige freie Wille, den man hat, ist, den Würfel in die Hand zu nehmen und zu würfeln. Danach setzt sofort das Schicksal ein. Das Leben scheint im Großen und Ganzen ein Mensch-ärgere dich-nicht-Spiel zu sein.

Der Zug steht. Der Dampf ist abgelassen. „Lingen Hauptbahnhof" schreit der Schaffner. Die Türen öffnen sich. Die Ankommenden steigen mit ihren Koffern und Taschen aus.
Die Leute, die mitfahren wollen, hieven zuerst ihre Koffer und dann sich selbst in den Zug. Nur die Verschickungs-Kinder wollen nicht so recht. Sie müssen von ihren Müttern regelrecht in den Zug gestoßen werden.
„Alles einsteigen", ruft der Schaffner. Er läuft am Zug entlang, um zu prüfen, ob alle Türen zu sind. Dann hebt er die Kelle und pfeift auf seiner Trillerpfeife. Der Zug setzt sich in Bewegung. Es ist überraschend gemütlich in dem Abteil, in das ein anderer Schaffner die Kinder bringt, obwohl die Holzbänke dafür bekannt sind, dass sie Schwielen an den Po drücken. Die Kinder stört das nicht weiter. Sie kennen das von der Schulbank her. Ullis Herz beruhigt sich. Es sieht wirklich nicht so aus, als sei hier irgendetwas gefährlich. Sie hat einen Fensterplatz erwischt und winkt Mutti zu, als der Zug wieder anfährt. Mutti und der Bahnhof verschwinden. Der Zug wird schneller und schneller. Ratatata. Bäume, Häuser, Wiesen mit Kühen und Straßen sausen vorbei, als hätten sie Rollschuhe an. Noch nie haben die Kinder so viel Welt auf einmal gesehen.
„Vielleicht kommt die Schule auch noch vorbei", hofft die Mathilda, „oder unser Zuhause."
Frau Wolle, eine der Mitreise-Fürsorgerinnen, erklärt, dass das nur so aussähe, als ob die Welt fahre. In Wirklichkeit fahre nur der Zug.

„Die Welt", denkt Ulli schon halb eingelullt, „ist überhaupt nicht zu begreifen. Immer ist alles anders, als man es sieht. Und immer, wenn man denkt, man hat etwas verstanden, verändert es sich."
Ratatata. Das gleichmäßige Geräusch der Räder schläfert Ulli ein. Sie träumt, sie befindet sich in der Wüste und weit und breit ist nichts zu sehen außer einem hoch aufgerichteten Kreuz. Als Ulli ihren Blick verwundert in die Höhe hebt, sieht sie den Herrn Jesus da oben hängen. Während sie noch unschlüssig ist, ob sie etwas für ihn tun kann, fängt der Herr Jesus an zu reden.
„Es ist alles anders herum, Ulli", sagt er, „in Wirklichkeit hängst du am Kreuz und ich stehe unten." Ulli erwacht mit einem Ruck. Der Zug ruckelt und hält. Sie sind in Lüneburg angekommen.

Das Erholungsheim scheint eine Art Erziehungsanstalt zu sein, mit der Mutti Ulli manchmal droht. Sollte Mutti mit dem Schularzt ausgemacht haben, Ulli zu erzählen, das sei ein Erholungsheim, damit sie kein Theater macht, wenn sie dahin gebracht wird? Noch immer verdächtigt sie Mutti manchmal, sie loswerden zu wollen, obwohl sich noch kein einziger Verdacht bestätigt hat.
Und was ist mit den anderen? Gibt es tatsächlich so viele ungezogene Kinder? Mutti sagt doch immer, dass kein Kind seiner Mutti so viel Kummer macht wie ihre Ulli.

Aufstehen um sieben Uhr, waschen, anziehen, Bett machen. Die Laken müssen ganz glatt liegen. Warum ist das so wichtig?
„Das ist eben so."
Keine weitere Erklärung. Die Erwachsenen sind doch überall gleich.
Die größeren Kinder helfen den kleineren. Ulli ist ein größeres Kind. Aber das Laken bekommt sie nicht so glatt hin wie es sein soll. Da machen ihr die Kleineren noch etwas vor. Sie ist eben linkshändig. Warum wird sie die blöden Trolleigenschaften nicht los?
Essenmüssen ist hier wie ein Gebot von Gott. Zwei Teller Milchsuppe – igittigitt Milchsuppe – müssen in den Bauch und dazu Marmeladenbrot. Die Erziehungstanten veranstalten einen regelrechten Wettkampf unter den Kindern. Wer die meisten Nachschläge holt, ist Esskönig. Das Mittag- und Abendessen läuft ähnlich ab, wenn auch zum Glück ohne Milchsuppe. Jede Woche müssen sie auf die Waage. Wer so dick ist, dass ihm Rock und Hose nicht mehr passen, ist auch gut erholt. Wer das am Ende der Kur nicht erreicht hat, muss zur Nachkur bleiben.

Aber sonst stellt sich das Heimleben als besser heraus, als Ulli befürchtet hatte. Es ist zum Glück keine Erziehungsanstalt, wo man den ganzen Tag geschlagen und geschimpft wird. Sie wandern und lernen viele neue Spiele und Lieder. Einmal wöchentlich gehen sie zum Solbaden in ein Haus, in dem lauter Wannen mit warmem Salzwasser stehen. In so einer Wanne müssen sie eine halbe Stunde liegen. Das soll sehr gesund sein, vielleicht weil der Körper dabei eingesalzen wird. Aber muss man dafür extra nach Lüneburg fahren? Salz gibt es doch auch zu Hause. Nach dem Solbaden marschieren sie wieder ins Heim zurück und werden auf Liegestühle auf der Veranda verfrachtet, wo sie mindestens eine Stunde stillzuliegen, besser noch zu schlafen haben. Das klappt auch meistens. Denn Solbaden macht müde. Ulli könnte sich inzwischen schon vorstellen, für immer hier zu bleiben. Allerdings wäre sie dann so kugelrund, dass sie sich nur noch vorwärts rollen könnte.

Sechs Wochen später ist Ulli wieder zu Hause. Raudi ist ganz aus dem Häuschen vor Freude, aber nicht nur, weil Ulli heimgekommen ist, sondern auch, weil Tante Flora und ihr Sohn Georg da sind, um nach Stiefoma und dem Häuschen zu sehen und natürlich, um den kleinen Johannes zu bewundern.
Mutti hat den Kinderwagen mit Hänschen in die Rosenlaube geschoben. Die Rosen beginnen bereits zu welken und verstreuen ihre Blätter. Um Hänschens Kinderwagen summen die Bienen. Ulli sitzt auf der Gartenbank neben dem Kinderwagen und versucht, sie zu verscheuchen, damit sie den Kleinen nicht stechen. Das nehmen die Bienen ihr übel. Sie umkreisen Ullis Kopf und wetzen ihren Stachel. Ihr Summen schwillt zum Schlachtruf an. Ulli schlägt nach allen Seiten mit dem Buch, das Tante Flora ihr mitgebracht hat. Es heißt „Tinka und Matten" und handelt von zwei Kindern, die von ihrer Pflegefamilie in Süddeutschland ausgerückt sind, weil sie nach Hamburg, ihrer Heimatstadt, zurückwollen, um nach ihrer Familie zu suchen. Seit dem Krieg hatten sie nichts mehr von Vater und Mutter gehört. Unterwegs werden sie aufgegabelt und in ein Kinderdorf gebracht. Nach Hamburg kommen sie trotzdem, finden sogar ihre alte Wohnung wieder und leben darin ganz allein, bis sie Vater und Mutter gefunden haben.
Hänschen klappert mit der Rassel und brabbelt vor sich hin. Papa und Georg spazieren den Gartenweg entlang. Georg zeigt Papa ein Foto.
„Weißt du, wer das ist, Onkel Dieter?" fragt er mit einem komischen Unterton. Ulli spitzt die Ohren.
„Nö, wer soll das sein?"
„Mensch, das stand doch in allen Zeitungen. Das ist die Nitribitt, die scharfe Rosemarie. Klingelt es bei dir?"

„Achso“, meint Papa gedehnt, „der Skandal von Frankfurt. Ja, ich habe davon gelesen. Die ist ermordet worden, oder?“
„Richtig“, antwortet Georg und grient. „Zu der sind all die vornehmen Pinkel gegangen, bis hoch in Stadt- und Parteispitze. Ein Normalsterblicher konnte sie sich auch gar nicht leisten. Und einer von denen muss ihr Mörder gewesen sein, sagt die Polizei. Vielleicht hat sie ihn erpresst. Hohoho“
„Wenn das die Polizei schon weiß“, antwortet Papa, „dann werden sie den Täter sicher bald haben.“
„Irrtum, Onkel Dieter, die werden ihn nie finden, sage ich dir. Weil sie gar nicht richtig suchen dürfen. Meinst du, die illustren Leute lassen sich an den Pranger stellen. Die sorgen schon dafür, dass weder ihre Ehefrau noch die Öffentlichkeit von ihrem Treiben erfährt.“
„Woher weiß man das denn überhaupt, das mit den hohen Tieren?“ fragt Papa.
„Die haben der Nitribitt ihr Notizbuch gefunden“, lacht Georg, „mit allen Namen und Telefonnummern. Wenn die das veröffentlichen dürften...“
Er schlägt sich auf die Schenkel. Jetzt lacht auch Papa etwas dreckig.
Ulli grübelt. „Was meinen die beiden bloß mit „scharfer Nitribitt.“ Ulli hat nur verstanden, dass die Nitribitt ermordet wurde und dass alle hohen Tiere – so nennen Papa und Mutti immer die Leute, die viel Geld und was zu sagen haben – bei ihr gekauft haben müssen, was jetzt keiner wissen soll. Und warum lachen Papa und Georg dabei so eigenartig? Ulli nimmt sich vor, ab jetzt auch die Zeitung gründlicher zu lesen. Es wird langsam Zeit, dass sie sich mehr mit der Erwachsenenwelt beschäftigt.
Als Papa später allein in die Rosenlaube kommt, um Hänschen hochzunehmen, wagt Ulli, ihn nach der Nitribitt zu fragen. Papa schaut sie stirnrunzelnd an.
„Du hast deine Ohren wohl überall, Ulli“, stellt er fest. „Das war ein Männergespräch und nicht für dich bestimmt.“
„Über so unanständige Frauen müssen wir hier wirklich nicht reden“, fällt Mutti ihm ins Wort, die auch gerade hinzukommt, weil sie schauen will, ob Hänschen in die Windeln gemacht hat.
Papa grinst verlegen und gibt Mutti einen Klaps auf den Po. Ulli fällt auf, dass Mutti eben die Nase genauso gerümpft hat, wie sie es tut, wenn Papa erzählt, er habe die Frau Heinert getroffen.
„Mit der brauchst du gar nicht zu reden“, hatte Mutti einmal gesagt. „Das ist ein unanständiges Frauenzimmer, das mit einem Mann zusammen lebt, ohne mit ihm verheiratet zu sein, obwohl sie ein Kind zusammen haben. Und das nur, damit sie ihre Witwenrente nicht verliert. Pfui Teufel.“

Die Welt der Erwachsenen besteht also aus Männergesprächen und Frauengesprächen, wobei die Männergespräche für Männer anständig sind und für Frauen unanständig zu sein scheinen.

Tante Elsa

Die Angst vor dem Erwachsenwerden wächst. Je älter Ulli wird, desto mehr Geheimnisse tun sich auf. Ihre Fragen werden immer drängender. Aber nur selten bekommt sie eine zufriedenstellende Antwort.
Fast immer heißt es nur: „Das ist noch nichts für deine Ohren" oder „warte, bist du älter wirst" und „du brauchst das jetzt noch nicht zu wissen, du erfährst es noch früh genug."
Wie alt muss man denn werden, bevor die Erwachsenen etwas aus ihrem Leben preisgeben? Ulli hatte sich vorgenommen, die Zeitung zu lesen, um etwas mehr aus dem Erwachsenenleben zu erfahren. Leider schneidet Mutti die Zeitung immer sofort in Stücke, wenn Papa sie gelesen hat und bringt sie aufs Klo als Klopapier. Nun ja, dann muss Ulli sie eben fetzenweise auf dem Klo lesen. Ihr fehlt zwar oft der Zusammenhang, aber das eine oder andere wird sie wohl trotzdem erfahren. Die Frage ist nur, ob sie auch alles versteht, was sie erfährt.

Es regnet Bindfäden. Ulli läuft zurzeit in die Schule, weil ihr Fahrradschlauch ein Loch hat. Papa hat im Moment keine Zeit, den Schlauch zu flicken. Und Ulli kann das noch nicht. Aber sie wird Papa dabei genau zusehen. Sie muss unbedingt selbstständiger werden, damit sie nicht immer auf die Erwachsenen angewiesen ist.
Auf dem Nachhauseweg bleibt sie an einer Pfütze stehen und sieht nachdenklich den Spatzen zu, die sich in ihr tummeln und nach Regenwürmern picken. Sie flattern herum, zanken sich, tschilpen.
„Was die sich wohl erzählen?" fragt Ulli sich und stellt sich vor, wie es wohl wäre, selbst ein Spatz zu sein. Das wäre vielleicht ganz lustig bis auf das Regenwürmeressen natürlich. Bei dem Gedanken muss sie sich schütteln. Igitt. Die Spatzen fliegen auf, schimpfen über die Störung durch Ullis sich Schütteln und stürzen sich gleich darauf zurück in die Pfütze. Ullis Gedanken werden weit.

Ein Spatzengedicht fließt aus ihrem Kopf.

> „Du kleiner grauer Spatz, niemand beachtet dich.
> Niemand kann dich leiden. Doch ich bewundre dich.
> Denn du bist allzeit fröhlich, hast immer frohen Mut,
> obwohl alle dich verachten. Ich weiß, wie weh das tut.
> Du zwitscherst von den Dächern und machst dir gar
> nichts daraus.
> In einem hohen Baume baust du dein kleines Haus.
> Du lässt dir nichts gefallen, bist frech und schämst
> dich nicht.
> Du denkst: „Ich muss mich wehren, ich bin ein kleiner
> Wicht.
> Du pfeifst auf all die anderen und machst, was dir
> gefällt.
> Die Welt gehört ja allen. Auch dir gehört die Welt.
> Du schmetterst hell dein Liedchen so lustig Stroph'
> um Stroph'.
> Mir scheint, du bist ein richt'ger Lebensphilosoph."

Sofort setzt Ulli sich an den Straßenrand ins nasse Gras und kramt ihr Geheimnisbuch aus dem Schulranzen. Sie muss die Verse gleich hineinschreiben, ehe sie sie vergisst. Die Regentropfen kullern wie Tränen über die Heftseite und verschmieren die Schrift.
Alle Gedanken und Verse, die ihr wichtig sind, müssen sofort aufgeschrieben werden, wenn sie kommen. Denn so schnell wie sie da sind, verrinnen sie wieder. Sie drängen sich in den Kopf, bis er beinahe platzt und nach einer Weile fallen sie wieder heraus. Und dann ist der Kopf wie eine hohle Nuss.
Als Ulli zu Hause ankommt, steht Tante Elsa vor der Tür, ebenso pitschnass wie sie, in Tränen aufgelöst, schmutzig und barfuß. Tante Elsa ist Papas Schwester aus Solingen und kommt jedes Jahr im Juli für ein paar Wochen, ihre Mutter zu besuchen und um sich im Garten von der Stadt zu erholen. Vorher schreibt sie gewöhnlich eine Karte, um ihr Kommen anzukündigen. Mutti oder Papa holen sie dann vom Bahnhof in Lingen ab. Tante Elsa ist normalerweise ein fröhliches Dickerchen und nascht für ihr Leben gern Schokoladenplätzchen mit Liebesperlen. Fast jeden Tag muss Ulli ihr eine Tüte mit diesen Plätzchen aus dem Dorf mitbringen. Dafür darf sie mitnaschen.

Aber was will Tante Elsa jetzt hier? Erstens ist noch nicht Juli. Und zweitens hat sie ihr Kommen nicht angekündigt. Sie steht ganz einfach da, abgerissen, dreckig und weint.
„Der Franz hat mich geschlagen“ erzählt sie der Stiefoma schluchzend.
Stiefoma ist entrüstet über ihren Schwiegersohn. Was fällt dem eigentlich ein? Passt doch gar nicht zu ihm. Er war immer so ein friedlicher Mensch. Tante Elsa weiß darauf keine Antwort. Sie will etwas zu essen haben. Ulli stellt den Napfkuchen auf den Tisch, den Mutti gestern gebacken und in Stücke geschnitten hat. Ausgehungert wie sie ist, stopft Tante Elsa sich mit ihren Schmutzfingern ein Stück nach dem anderen in den Mund. Mutti wird schön gucken.
Papa, Mutti und Hänschen kommen nach Haus. Mutti hat Papa von der Arbeit abgeholt. Ulli läuft ihnen am Gartentor entgegen und ruft: „Tante Elsa ist da.“
„Waas?“
Fast im gleichen Moment steigt Herr Temmler, der Postbote vom Rad. Sie hatten ihn gar nicht kommen sehen. Er drückt dem verwirrten Papa ein Telegramm in die Hand.
„Schönen Tag noch“ räuspert er sich und radelt wieder davon.
Papa reißt das Telegramm auf und liest laut vor: „Elsa weggelaufen. Festhalten. Weiteres folgt. Franz.“
“Was soll denn das schon wieder?”
„Kommt erst einmal ins Haus“, meint Mutti. „Mal sehen, was Elsa dazu sagt.“
Tante Elsa schnieft. Stiefoma stampft mit dem Fuß auf.
„Der Franz hat Elsa geschlagen“, schimpft sie. „Was ist nur in diesen Mann gefahren?“
„Kann ich bei euch bleiben?“ fragt Tante Elsa erregt und nestelt mit ihren Fingern am Kleid herum.
„Sicher“, antwortet Mutti, „bleib erst mal, bis sich alles aufklärt.“
Jetzt meldet sich Papa zu Wort. „Nun erzähl mal, Elsa, was ist bei euch vorgefallen?“
„Er brachte so einen Menschen mit zum Abendessen“ erzählt Tante Elsa schluchzend, „so einen vom Geheimdienst.“
„Vom Geheimdienst? Wie kommst du darauf?“ fragt Papa irritiert. „Hat er das gesagt?“
Tante Elsa lacht krächzend auf. „Natürlich nicht. So dumm sind die vom Geheimdienst nicht. Ich merkte es selbst, weil er so neugierig war und mich ausfragte.“

Sie zottelt beim Sprechen mit ihren schmutzig-klebrigen Händen in den Haaren herum. Vor Spannung rutscht Ulli unruhig auf dem Stuhl herum. Das macht Mutti auf sie aufmerksam.
„Verschwinde, Ulli", sagt sie. „Das ist nichts für Kinder."
Typisch. Wieder so ein Erwachsenengeheimnis, an dem Ulli nicht teilhaben darf.
Die nächsten Tage vergehen nur zähflüssig. Alle warten auf Onkel Franz's Brief. Tante Elsa weint in Abständen und isst immerzu oder besser gesagt, sie frisst. Mutti sieht es mit Unbehagen. Ob die Lebensmittel bis zum Ersten reichen, wenn sie so weiter macht? Wenn Tante Elsa nicht weint oder isst, sitzt sie ganz still auf dem Stuhl und starrt Löcher in die Luft.
„Das ist nicht unsere Elsa", meint Papa kopfschüttelnd. „Irgendwas stimmt wirklich nicht mit ihr."

Tante Elsa möchte mit Ulli spazieren gehen.
„Das lenkt mich ab, Ulli."
Ulli ist auch sofort bereit dazu. Sie waren früher oft zusammen spazieren gegangen und hatten viel Spaß dabei gehabt. Tante Elsa war immer so ein lustiges Huhn.
Der Kuckuck ruft. Tante Ella bleibt stehen.
„Hörst du das?" fragt sie atemlos.
„Ja", antwortet Ulli. „Hast du Geld in der Tasche? Dann kannst du mal damit klimpern. Du weißt doch, es geht dir dann nie mehr aus."
Ulli formt ihre Hände zu einer Röhre, hält sie vor den Mund und ruft:

„Kuckuck, Kuckuck sag mir doch
wie viel Jahre leb' ich noch."

„Quatsch", fährt Tante Elsa dazwischen. „Das hört sich nur so an wie der Kuckuck. In Wirklichkeit sind das die Leute vom Geheimdienst, die mich entführen sollen. Die haben mich jetzt entdeckt und geben sich ein Zeichen. Oh, wäre ich doch lieber im Haus geblieben."
Die Tränen fließen ihr aus den rotverweinten Augen. Ulli begreift nicht, wovon Tante Elsa spricht und wer sie entführen will. Hat Onkel Franz ihr die Entführer auf den Hals gehetzt? Langsam wird ihr auch komisch im Bauch.
„Ich passe auf dich auf, Tante Elsa", behauptet sie tapfer, obwohl sie vielleicht die erste ist, die wegläuft, wenn die Entführer zuschlagen.
„Wir suchen uns einen Knüppel und dann ..."
„Gehen wir doch lieber auf die Straße", unterbricht Tante Elsa sie unruhig. „Hier ist so viel Gebüsch. Man weiß nie, wer dahinter lauert."

Sie hetzen den Feldweg entlang der Straße zu. Mit den Geheimdienst-Bösewichten ist sicher nicht zu spaßen. Auf der Straße fühlen sie sich aber auch nicht geschützter. Bei jedem Auto, das vorbei fährt, zuckt Tante Elsa zusammen.
„Hast du gesehen, Ulli, wie der mich angeguckt hat? Die umkreisen mich schon."
„Bist du sicher, Tante Elsa?" fragt Ulli bang und drückt sich fest an sie.
Als Tante Elsa nicht antwortet, flüstert sie hilflos:
„Wir sollten lieber heimgehen oder?"
„In Ordnung." Tante Elsa umkrallt ihren Arm, dass es fast weh tut.
Vor der Haustür steht ein grauer Volkswagen. Tante Elsa schreit auf, macht kehrt und rennt wie der Blitz davon. Dass sie bei ihrem Leibesumfang so schnell laufen kann, hätte Ulli nie vermutet. Sie kommt nur mit Mühe hinterher. Ihre Angst ist inzwischen mindestens ebenso groß wie die von Tante Elsa.
Im Haus haben sie wohl den Schrei gehört. Jemand rennt durch den Garten auf die Straße hinter Tante Elsa und Ulli her und ruft:
„Stehen bleiben. Herrgott jetzt bleibt doch mal stehen." Es ist Onkel Franz, der so brüllt.
„Lass sie in Ruhe", brüllt Ulli zurück, „wir kommen nicht zurück. Niemals."
Tante Elsa und Ulli denken gar nicht daran, stehen zu bleiben. Doch Onkel Franz gibt nicht auf. Er kann noch schneller rennen als der Blitz. Im Nu hat er Tante Elsa eingeholt, zerrt an ihrem Kleid. Ritschratsch. Das Kleid reißt. Denn Tante Elsa wehrt sich wie der Teufel. Ulli krallt sich weinend an Onkel Franz fest.
„Lass Tante Elsa in Ruhe. Lass sie in Ruhe, bitte, bitte."
Inzwischen ist auch Papa bei ihnen. Er packt Ulli an der Schulter und drückt sie von Onkel Franz weg.
„Komm, sei vernünftig. Tante Elsa ist krank. Onkel Franz weiß schon, was er tut."
Tante Elsa wird bei diesen Worten ganz ruhig und lässt sich nach Hause führen. Ulli zittert am ganzen Leib.
Jetzt stehen alle um Tante Elsa und Onkel Franz herum.
„Hol bitte ein Glas Wasser", bittet er Mutti, „Elsa braucht ein Beruhigungsmittel."
Er holt eine winzige Tablette aus einem Röhrchen und drückt sie Tante Elsa zwischen die Zähne.
„Ich kann sie wohl nicht mehr allein lassen", sagt er traurig. „So leid es mir tut, sie muss in eine Anstalt, bis ich pensioniert bin."
„Sie ist also wirklich verrückt", stellt Papa erschüttert fest. „Arme Elsa."

„Meine Tochter ist nicht verrückt“, schreit Stiefoma dazwischen. „Das hat sich dieser Mann doch bloß ausgedacht.“
„Ja“, bestätigt Tante Elsa ruhig und leise, „in Wirklichkeit will er mich loswerden, damit er frei für seine Geliebte ist.“
„Du hast eine Geliebte?“ kreischt Stiefoma mit erhobenen Fäusten.
„Unsinn“, antwortet Onkel Franz. „Elsa redet Unsinn.“
Er streichelt ihren Arm.
Mutti wirft ein: „sie hat sich die Gebärmutter herausnehmen lassen, hat sie mal erzählt, weil ihr ihre Tage lästig wurden. Davon kann man verrückt werden, habe ich gehört.“
Onkel Franz gibt darauf keine Antwort. Er verfrachtet seine Frau in den Volkswagen und fährt mit ihr davon.
Stiefoma zetert noch lange herum und ist kaum zu beruhigen.
Ulli ist völlig mitgenommen von dem ganzen unheilvoll klingenden Erwachsenenkram.
„Was ist denn das wieder für eine Mutter, die Gebärmutter?“ Haben alle Menschen eine? Dann habe ich wohl keine, weil ich ja nicht von Anfang an ein Mensch war. Andererseits, wenn die Gebärmutter an die Seele gekoppelt ist, müsste ich eine haben, weil sie wegen der Seele in mir gewachsen ist. Eine Mutter im Körper, die man herausnehmen kann? Komisch. Und was sind Gebärmuttertage? Was macht die Gebärmutter an diesen Tagen? Jedenfalls nichts Schönes. Denn Tante Elsa waren diese Tage lästig.
Auch Hänschens Herz schlägt links und Mutti haut ab.

In Ulli wächst die Sehnsuchtsblume. Sehnsucht wonach? Ein Meer von Traurigkeit umhüllt sie. Die Traurigkeitswellen gleiten durch ihren Körper, zerfließen. Sie fühlt sich wonnig an, diese Traurigkeit. Ulli schlägt stundenlang den Ball an die Wand, immer heftiger, immer schneller und genießt ihr Weinen. Manchmal kommt Stiefoma angeschlurft und brüllt sie an, weil sie von dem Ballgehämmere Kopfschmerzen kriegt. Dann bringt Ulli den Ball in die Rumpelkammer, wie das Zimmer genannt wird, in dem ihr Bett steht, läuft zurück in den Garten und beginnt zu kreiseln. Sie darf nicht aufgeben. Vielleicht mögen die Anderweltwesen sie eines Tages wieder. Doch alles, was sie erreicht, ist ein total schwindliger Kopf, Übelkeit und Blasen, die sich in nichts mehr verwandeln. Anderwelt ist untergegangen.
„Sie weint zur Zeit um jeden Dreck“, erzählt Mutti der Bunker-Omi, „ob sie Ärger in der Schule hat? Ich muss mal mit der Lehrerin sprechen.“

Stiefomas Liebe gilt nur dem kleinen Johannes. Sie versucht mit allen Mitteln, ihn in ihrer Nähe zu halten, lockt ihn mit Leckerchen und Kinderliedern. Sie trägt ihn herum und schuckelt ihn. Aber Hänschen findet immer

einen Weg, ihr zu entrinnen. Denn seit einiger Zeit kann er laufen und macht von seinen Beinchen regen Gebrauch. Wie ein Hase hoppelt er durch Zimmer und Garten. Wenn er fällt, heult er zwar ein bisschen, aber bevor die Oma bei ihm ist, hat er sich wieder aufgerafft und - fort ist er. Er macht einen Schabernack nach dem anderen wie ein kleiner Hutzibum. Den Küchenschrank räumt er aus. Im Garten reißt er den Blumen die Köpfe ab und steckt sie in den Mund. Stiefoma fuchst es ungemein, dass sie nicht mehr schnell genug für ihn ist und Ulli auf ihn aufpassen muss. Aber immer ist auch Ulli nicht schnell genug, was Stiefoma zu gehässigen Bemerkungen verleitet.
„Du bist viel zu dumm, um auf Hänschen aufzupassen. Ach, wenn ich doch nur etwas jünger wäre."
Ulli kann aber auch gehässig sein. Wie du mir, so ich dir. Sie schnappt sich Hänschen und schleift ihn zur Oma hin.
„Da hast du ihn, du kluge Oma."
Sie rennt ins Haus. Stiefoma hält das zappelnde Hänschen-Bündel fest. Wie vorauszusehen, strampelt der kleine Wicht sich frei.
„Bleib doch, Hänschen", ruft sie verzweifelt, „ich bring dir auch ein Schokolädchen."
Hänschen interessiert im Moment kein Schokolädchen. Ihn interessieren die Hühner im Hof. Er fegt durch sie hindurch, dass sie gackernd auseinanderstieben, stolpert und fällt auf die Nase. Sein Geschrei macht Raudi unruhig. Er springt an seiner Leine hin und her und überschlägt sich fast beim Bellen. Stiefoma schlägt sich die Hände vor das Gesicht.
„Ogottogott", jammert sie, in den Hühnerhof schlurfend. Mutti und Ulli strecken den Kopf gleichzeitig aus dem Küchenfenster.
„Was ist da los?", ruft Mutti beunruhigt. „Ulli, lauf schnell nachsehen, ob Hänschen sich was getan hat."
Ulli saust auf den Hof. Muttis weitere Worte fliegen hinter ihr her und verebben unverstanden an ihrem Rücken.
Hänschen schluchzt noch einmal kurz auf, zeigt auf sein „Aua" am Knie und dann ist wieder alles gut.
„Warum bist du immer so wild?" fragt Ulli ihn und bedeckt sein Gesicht mit Küssen. Hänschens Herz klopft an ihrer Wange. Sie schaut ihn beunruhigt an. Sein Herz schlägt links? Warum ist ihr das noch nie aufgefallen? Ist Hänschen ein Trollkind? Wurde er auch heimlich vertauscht? Ulli wird heiß und kalt bei dem Gedanken. Sie trägt Hänschen an der jammernden Stiefoma vorbei ins Haus. Mutti steht schon an der Tür.
„Alles in Ordnung?" fragt sie.
„Mutti", presst Ulli aufgeregt hervor, „Hänschens Herz schlägt links, so wie meins."

„Was soll denn daran besonderes sein?“ fragt Mutti kopfschüttelnd und nimmt ihr Hänschen aus dem Arm. „Alle Herzen schlagen links.“
„Alle Herzen??? Bist du sicher, Mutti? Es heißt doch immer, das Herz schlägt auf dem rechten Fleck.“
„Das ist doch nur ein Sprichwort, du Dummchen. Jedes Herz liegt in der linken Brust.“
„Darf ich mal dein Herz fühlen?“ fragt Ulli vorsichtig und fasst an Muttis Brust.
„Pfui“, ruft Mutti empört, „nimm deine Pfoten von meiner Brust.“ Sie verschwindet mit Hänschen im Haus.
Ulli steht wie belämmert da. Ihre Knie zittern so sehr, dass sie sich am Türrahmen festhalten muss. Alle Menschen sind linksherzig? Ist Ulli schon immer ein Mensch gewesen und hat sich das Trollsein nur eingebildet? Aber warum sind denn Linkshänder bei den Menschen so verpönt, wenn selbst das kostbare Herz links schlägt?
Und was ist mit Ullis Seele? Hatte sie die auch schon immer? Ihr wird heiß und kalt bei dem Gedanken.

Stiefoma wird immer närrischer. Sie kontrolliert, was Mutti Hänschen zu essen und zu trinken gibt und was sie ihm anzieht. An allem hat sie etwas auszusetzen. Es gibt täglich Streit zwischen ihr und Mutti. Mutti hält ihr vor, sie verzärtele Hänschen zu sehr und mache aus ihm einen Tyrannen. Stiefoma schimpft Mutti eine Rabenmutter. Sie muss aufpassen, sagt sie, dass Hänschen nicht so verrückt wird wie Ulli, die sich um sich selbst dreht, dann ins Gras fällt und wie tot liegen bleibt oder – was auch nicht besser ist - stundenlang wie weggetreten den Gartenweg auf- und abläuft, mal ganz abgesehen von dem stundenlangen, dämlichen und rücksichtslosen Ball-an-die-Wand-werfen.
„Deine Tochter hat nicht alle Tassen im Schrank“, zetert sie „und wenn ich nicht aufpasse, kriegt Hänschen auch einen Knacks. Du hast keine gute Hand für Kinder.“
Mutti zetert zurück: „Ulli ist ganz normal und wenn es ihr Spaß macht, verrückte Spiele zu spielen, dann lass’ sie doch. Sie hat gute Noten in der Schule. Das beweist ihre Klugheit. Wenn einer eine verrückte Tochter hat, dann du. Und wenn Hänschen einen Knacks kriegt, dann auch bloß wegen dir.“
Als Papa aus der Arbeit kommt, läuft ihm seine Mutter schon entgegen, um ihm die neuesten Scheußlichkeiten von Mutti zu berichten. Und kaum ist er im Haus, beklagt sich Mutti bei ihm über seine Mutter, dieses zänkische Weib, das sich in alles einmischt und sie nicht in Ruhe lässt.

Mutti und Stiefoma gehen täglich aufeinander los wie zwei Kampfhähne. Wenn Papa da ist, versucht er zu schlichten. Doch das ist vergebene Liebesmüh. Manchmal bugsiert er seine Mutter in ihr Zimmer, um die beiden Frauen voneinander zu trennen. Aber Stiefoma schießt immer wieder keifend heraus wie ein Bumerang.
Papa weiß eigentlich gar nicht, wem er recht geben soll. Aber da seine Mutter drei Kinder großgezogen hat und Mutti noch keins, denkt er, seine Mutter habe die größere Erfahrung. Er versucht Mutti klarzumachen, dass sie als die Jüngere, Unerfahrenere besser auf seine Mutter hören sollte, anstatt so mit ihr umzugehen. Mutti fuchst es unsagbar, dass ihr Mann ihr nicht beisteht.
Eines Tages, als Mutti die Stiefoma in Papas Beisein eine alte Hexe nennt, rastet er aus und ohrfeigt sie. Mutti zuckt zusammen, greift wie der Blitz nach Hänschen und läuft mit ihm aus dem Haus.
„Komm, Ulli“, schluchzt sie an der Tür, „wir gehen zu meiner Mutter.“

Bunker-Omi weiß gar nicht, was sie dazu sagen soll, zumal Mutti verkündet, sich von Papa scheiden zu lassen und mit ihren Kindern ein neues Leben zu beginnen. Dabei weint sie wie ein Wasserfall.
Am nächsten Tag kommt Papa mit einem Koffer voll Kleider. Denn Mutti war weggelaufen, ohne etwas mitzunehmen. Papa will Hänschen sehen und mit Mutti reden. Omi und Ulli gehen ins Nebenzimmer, um nicht zu stören. Sie hören, wie Papa sagt, dass ihm die Ohrfeige leid tut. Mutti soll doch zurückkommen. Er will seine Familie nicht verlieren. Und er weint jetzt auch.
Mutti antwortet ihm: „Dann musst du deine Mutter in ein Pflegeheim geben. Ich will mit ihr nie wieder unter einem Dach leben.“
Darauf antwortet Papa trotzig: „Aber dann muss Ulli bei der Bunker-Omi bleiben. Wir haben ja ohnehin kaum Platz.“
„Das kommt überhaupt nicht in Frage“ empört sich Mutti. „Ulli ist mein Kind.“
„Dann bleibt meine Mutter auch, basta.“
„Dann komme ich nicht zurück, ebenfalls basta.“
So geht das jeden Tag. Papa versucht, Mutti mit seinen Tränen zu erweichen. Aber obwohl sie auch weint, bleibt Mutti „hart wie Blücher“. So nennt Omi das. Ulli wird der Hickhack langsam zu viel. Sie glaubt ohnehin nicht daran, dass Mutti um sie kämpft, weil sie sie lieb hat. Sie will bloß ihren Kopf durchsetzen. Das ist alles. Und Bunker-Omi will Ulli im Grunde auch nicht.
„Ich gehe in ein Kinderheim“, schlägt Ulli eines Tages vor, „dann seid ihr mich los.“

Einen Moment lang ist alles still. Muttis Gesicht läuft puterrot an und Omi schickt Ulli schnell vor die Tür.

Omi schreibt an Tante Jo und erzählt ihr von Muttis Schwierigkeiten, fragt sie um Rat. Tante Jo antwortet postwendend. Sie ist auch wieder verheiratet und lädt Mutti und Hänschen ein, für eine Weile zu ihr nach Beilngries zu kommen, wo sie mit ihrem neuen Mann und Gerald lebt, damit ihre Schwester sich in Ruhe darüber klar werden kann, wie sie sich entscheiden soll. Ulli wird natürlich nicht mit eingeladen.
„Du bleibst bei mir, bis wir wissen, wie es weitergeht“, sagt Omi, „du kannst doch nicht einfach die Schule schwänzen. Wir beide fahren in den nächsten Sommerferien zu Tante Jo. Versprochen.“
Mutti packt den Koffer und fährt mit Hänschen zu ihrer Schwester.

Papa kommt jeden Sonntag zu Omi, um mit ihr über sein Leid zu reden. Ulli bringt er stets eine Tafel Schokolade mit. Versucht er, Omi damit auf seine Seite zu bringen? Omi will sich nach Möglichkeit aus allem heraushalten. Nur was Ulli anbetrifft, hat sie eine Meinung. Ulli gehört zu ihrer Mutter, ob es Papa passt oder nicht. Papa entgegnet, so meine er das auch nicht. Er denke nur, für Ulli müsse es deprimierend sein, in der Rumpelkammer zu schlafen, weil sonst kein Platz da ist. Und für seine Mutter trage er die Verantwortung. Sie ist schon alt und gebrechlich. Wer weiß, wie lange sie noch lebt. Hänschen ist nun einmal ihr erklärter Liebling, weil er das Kind von ihrem einzigen Sohn ist.
„Ich liebe Elli doch“, sagt er. „Sie ist die erste Frau in meinem Leben und wird auch meine letzte sein. Ich würde alles für sie tun. Das letzte Hemd würde ich opfern für sie, mein Leben sogar. Nur eben nicht meine Mutter. Das kann keiner von mir verlangen.“

Mutti hat sich überreden lassen, zu Papa zurück zu gehen, weil er ihr so herzzerreißende Liebesbriefe geschrieben hat, wie sie Omi erzählt. Ulli muss mitgehen. Und Papas Mutter bleibt natürlich auch.
„Es war alles für die Katz“, notiert Ulli in ihr Geheimnisbuch, „gut, dass ich noch Ulli-Welt habe“ und macht zehn Ausrufungszeichen dahinter.

Bleib nicht stehen, lieber Gott!

Der Anfang ist die Bewegung. Die Bewegung ist Gott. Aber was heißt Anfang. Die Bewegung ist ohne Anfang. Indem sie sich dreht, schafft sie die Zeit, den Raum und die Form, das Licht und die Dunkelheit. Alles, was sie erschafft, dreht sich mit ihr, die Atome, die Moleküle und alles, was sich aus ihnen zusammensetzt. Manches dreht sich so schnell, dass man die Bewegung nicht sieht, glaubt, sie sei erstarrt. Das nennt man Materie. Wenn die Form vergeht, Raum und Zeit sich zusammenziehen, ist die Bewegung immer noch da, um wieder Neues zu schaffen. Sie ist von ewiger Schöpfungskraft.

Was aber, wenn ihre Energie nachlässt, die Bewegung langsamer wird, aufhört? Dann gibt es kein Weltall mehr, kein Licht, keine Dunkelheit, nicht einmal mehr die Bewegung. Ist dieses Nichts noch vorstellbar?

Oder kannst du dich an- und ausknipsen, lieber Gott?

Der Weiberzank will nicht enden

Raudi umschwänzelt Ulli von Tag zu Tag mit mehr Inbrunst, so als ahne er, dass ihre gemeinsame Zeit langsam abläuft und Ulli aus seinem Leben verschwindet wie alles, an das er sein Herz hängt. Jeden Morgen jault er, wenn Ulli zur Schule fährt, so als befürchte er, er sähe sie zum letzten Mal. Und kaum hört er mittags das Gartentor quietschen, bellt er wie verrückt vor Freude und wackelt mit dem Hinterteil.
„Ulli ist wieder da“, heißt das, „komm, Ulli komm.“
Ulli stellt ihr Fahrrad an die Hauswand und läuft zu ihm. Er springt an ihr hoch, pieft und juchzt. Ulli reibt ihr Gesicht an seinem Fell, spürt den Liebeswellen nach, die durch seinen Körper wallen. Ulli würde gern wissen, wie sich Liebeswellen anfühlen. Durch ihren Körper wallen nur Traurigkeitswellen.
Sie beneidet Raudi um seine Wellen. Er kann das Liebhaben richtig spüren. Ulli kann das nicht. Bedeutet dass, dass Ulli nicht lieben kann? Dieser Gedanke erschreckt sie.
„Ist das wieder so eine Troll- oder was-auch-immer-Eigenschaft? Ich liebe doch das schmusige Hänschen und den anhänglichen Raudi? Aber ich kann so viel in mich hineinhorchen wie ich will, in mir wird beim Liebhaben nichts wellig. Aber ich weiß, wenn ich jemand liebhabe. Ob das genügt?

Oder weiß ich das gar nicht? Rede ich mir das bloß ein? Glaube nur, es zu wissen. Wieder so eine Glaubensgewissheit, nichts Halbes und nichts Ganzes. Es ist zum Auswachsen."
Warum wollte Ulli eigentlich Mensch werden? Sie hat bisher keinen einzigen Vorteil davon gehabt. Im Menschenleben ist alles schwierig und ungewiss, sogar, ob man nach dem Tod in den Himmel kommt, trotz der Seele. Auch die Sache mit dem linksschlagenden Herzen, das sie unlängst bei Hänschen entdeckte und das angeblich alle Menschen haben sollen, ist ein so neuer Gedanke, dass er ihr unheimlich vorkommt. Bedeutet das, dass sie doch kein Troll, sondern ein menschlicher Porutscher war. Nur warum ist dann bei ihr immer alles so anders?

Für Raudi hat Ulli ein Gedicht geschrieben, das sie ihm ab und zu aufsagt, wenn sie seine Ohren krault.

„Irgendwo im Waldesgrund,
tobt ein kleiner, brauner Hund.
Und mit seinem Stummelschwänzchen,
Vollführt er wahre Freudentänzchen.
Sein Schatten flieht vor ihm ganz schnell.
Er läuft ihm nach, dem Spielgesell,
springt mit ihm über Stock und Stein
und freut sich mit dem Sonnenschein.
Da fällt ein Schuss – ein Schmerzensschrei
Und dann ist alles schnell vorbei.
Da liegt im Gras der kleine Hund.
Ein Beinchen regt sich noch am Grund.
Ein roter Fleck auf seiner Brust,
sein Aug' glänzt noch voll Lebenslust
und bricht. Da wo die Sonne schien,
ziehen jetzt Wolken drüber hin.
Der Tod fragt nicht nach deiner Welt.
Er holt dich, wann es ihm gefällt."

Wenn Ulli ihm das Gedicht vorträgt, bettet er seine Schnauze in ihren Ellenbogen und lauscht ihrer Stimme. Bei dem Wort „Schuss" bellt er kurz auf, als wolle er sagen: „Ach Ulli, kannst du das mit dem Schuss nicht weglassen? Ich und erschossen werden, bah."
„Ist ja gut, Raudi", beruhigt Ulli ihn. „Dir tut keiner was, vorausgesetzt, du rückst nicht immer aus, wenn wir dich von der Kette lassen."

Aber genau das macht Raudi Spaß, ausrücken und herumstromern, Kaninchen jagen, Kühe auseinander treiben, sobald er die Freiheit riecht. Nach ein paar Tagen schleicht er dann reumütig und hungrig zurück und rutscht vor Muttis oder Papas Füße, um seine Schimpfe in Empfang zu nehmen. Papa empfindet die Ausreißerei als sehr unangenehm, weil er keine Hundesteuer zahlt und immer damit rechnen muss, dass jemand den Raudi einfängt und Papa anzeigt, was in seinen Augen schlimmer ist als den Hund abzuknallen.

Noch einer wartet mittags ungeduldig am Gartentor auf seine Ulli – Hänschen. Am liebsten würde er mit ihr zusammen zur Schule gehen. Stiefoma tobt vor Eifersucht. Sie ist es doch, die den ganzen Tag hinter ihm her ist, ihm Schokolade und Kekse zuschustert und ihm Lieder vorsingt. Hänschen läuft trotzdem ständig hinter dieser Ulli her. Die spielt doch nur Sachen mit ihm, die er nach Stiefomas Meinung nicht versteht, Schule zum Beispiel. Er ist einer der Schüler. Die anderen Schüler sind die Gartenzaunpfähle. Sie müssen das kleine und große Einmaleins lernen, vorwärts, rückwärts, durcheinander. Für jeden Fehler, den sie machen, bekommen sie eins mit dem Stock übergezogen. Musterschüler Johannes darf mithauen zur Belohnung, weil er immer alles richtig nachplappert, was die Lehrerin ihm vorsagt.
Auch Verstecken spielt Hänschen gern. Welch ein Gejuchze, wenn Ulli ihn endlich gefunden hat, nachdem sie ein paar Mal an ihm vorbeigelaufen ist. Und weil Raudi auch mitmachen will, spielen sie manchmal zusammen Hundefamilie. Hänschen schlüpft in die Hundehütte. Raudi und Ulli liegen rechts und links daneben. Dann bellen sie zusammen oder heulen und übertönen damit selbst die Autogeräusche auf der Straße. Ihr Krach verstört Stiefoma und Mutti gleichermaßen.
„Hört auf damit", schreit Mutti aus dem Fenster. „Was sollen die Leute auf der Straße denken?"
Und Stiefoma versucht sofort, Hänschen mit einem Keks in der Hand aus der Hundehütte zu locken.
„Komm Hänschen, komm zur Oma. Du machst dich ja ganz schmutzig."
Hänschen denkt gar nicht daran, zu kommen. Bei Ulli und Raudi ist es viel interessanter.

Die meisten Flüchtlinge aus den Bunkern sind schon umgesiedelt worden. Auch Omi, die seit einem Jahr mit ihrer Schwester Maria zusammenlebt, die alle nur Tante Mieze nennen, obwohl sie nichts Miezenhaftes an sich hat. Omi und Tante Mieze bekommen eine Wohnung in Lingen. Damit ist Omi keine Bunker-Omi mehr, sondern die Omi-Lingen. Omi und Tante Mieze freuen sich, zusammenbleiben zu dürfen.

Tante Mieze war nach der Flucht auf der Insel Rügen gelandet und ist jetzt wieder von da geflohen. Die Insel Rügen ist kommunistisch. Von den Kommunisten hält Tante Mieze nicht viel.
„Hier im Westen ist alles besser“, sagt sie.
Wenn man in Zukunft Omi und Tante Mieze besuchen will, muss man entweder mit dem Bus fahren oder mit dem Fahrrad hin strampeln.
Die Molkerei hat auch dichtgemacht. Papa arbeitet jetzt im Straßenbau und muss manchmal sehr weit fahren, um zu seiner Arbeitsstelle zu kommen. Er hat deshalb für sein Fahrrad einen Dynamo gekauft. Damit fährt er wie mit einem Motorrad und kommt nicht mehr so abgekämpft an seinen Einsatzort. Im Winter, wenn es schneit und friert, ist er arbeitslos. Weil er dann den ganzen Tag zu Hause ist, wird er dauernd in das Gezeter seiner Frauen hineingezogen. Es geht oft wild her bei ihnen, obwohl es nie einen richtigen Grund dafür gibt. Stiefomas Lieblingsfeindin ist immer noch Mutti, aber inzwischen geht sie auch auf Ulli los, auf die schlimme Ulli, die ihr das Hänschen ausspannt. Stiefoma muss doch auf Hänschen Acht geben. Wer weiß, was diese unberechenbare Ulli mit ihm anstellt. Ullis Mutter kümmert sich doch um nichts. Manchmal wird es Papa zuviel.
„Es geht hier zu wie bei Hempels“, schimpft er. „Kann nicht wenigstens Ulli ihren Mund halten? Drei keifende Weiber, das hält mein Kopf nicht aus...“
Doch warum soll Ulli sich nicht verteidigen, wenn sie grundlos angegriffen wird? Alles was ihr an den Kopf geworfen wird, löst Widerworte in ihr aus.
„Du bist wie ein Marktschreier“, tobt Papa. „Immer hast du das letzte Wort.“
„Dann lasst mich in Ruhe“, gibt Ulli hippelig zurück. „Lasst mich einfach in Ruhe. Was habt ihr immer mit mir?“
„Ja“, fährt Mutti dazwischen, „lasst endlich meine Tochter in Frieden.“
„Meine Tochter“, sagt sie. Damit hat der Streit eine neue Wendung genommen. Papa geht auf Mutti los, während Stiefoma Hänschen auf den Arm nimmt und mit ihm in ihrem Zimmer verschwindet. Ulli verkrümelt sich in die Rumpelkammer und hält sich die Ohren zu. In ihrem Kopf brummt es, als flöge ein Schwarm Hornissen hindurch. Endlich, endlich ebbt das Krakeelen ab. Papa ist an die frische Luft gegangen, um sich den Kopf frei zu machen. Und Mutti? Sie kommt schnurstracks zu Ulli in die Rumpelkammer, um nun auf sie einzuhämmern.
„Musst du mir das antun? Kannst du nicht deinen frechen Mund halten? Als wenn ich nicht schon Ärger und Sorgen genug hätte.“

„Was verteidigst du mich erst“, zischt Ulli zurück, „wenn du hinterher doch auf mich losgehst? Aber ich weiß, warum du so zu mir bist. Ich bin nicht deine Tochter, ich bin dir untergeschoben.“
„Du dumme Pute, was redest du da für einen Stuss?“ fährt Mutti auf. „Vielleicht bist du wirklich nicht ganz dicht im Oberstübchen.“
Sie holt aus und patscht Ulli ins Gesicht. Dann bricht sie in Tränen aus, steht auf und läuft aus der Kammer. Die Tür fällt hart hinter ihr ins Schloss. Ulli heult nun auch.
„Ich hasse euch alle“, schluchzt sie vor sich hin und patscht sich auf die Oberschenkel. „Ich bringe euch um. Ich schlage euch tot. Oder ich bringe mich um. Ich laufe vor ein Auto.“
Ihre Fingernägel kratzen blutige Gräben durch ihr Gesicht. Aus ihrer Kehle stößt zornesheißer Atem. Sie hat das Gefühl zu platzen. Weil sie das nicht mehr aushält, springt sie auf und schlägt ihren Kopf gegen die Wand, wieder und wieder.
Da passiert es. Sie driftet aus dem Ulli-Körper. Es ploppt, als wenn ein Stöpsel aus der Flasche schießt. Erschreckt steht sie an der Tür und schaut auf die andere Ulli, die immer noch wie von Sinnen den Kopf gegen die Wand haut. Fasziniert betrachtet sie das von der Ulli-Stirn rinnende und im Blusenkragen verschwindende Blut. Doch in dem Moment, in dem sie den Entschluss fasst, die Gelegenheit zu nutzen und zu verschwinden, zieht es sie unsanft in den Ulli-Körper zurück. Nun überfällt sie der Ulli-Kopfschmerz.
„Jetzt weiß ich wenigstens, wir sind wirklich zwei, Ulli und ich, und wir können uns auch trennen, wenn wir miteinander nicht mehr auskommen. Natürlich, einen Haken hat es wie alles im Ulli-Leben. Der Ulli-Körper ist mein Zuhause. Wo soll ich hingehen, wenn ich mich von ihm trenne?“

Böse Bilder

Stiefoma und Ulli sind allein zu Hause. Ulli sitzt am Küchentisch und macht ihre Schularbeiten. Stiefoma schlurft durch die Tür und setzt sich ihr gegenüber.
„Du wirst die Schule nicht schaffen“, meint sie gehässig. „Du bist dumm wie Bohnenstroh.“
„Du bist selber dumm“, gibt Ulli ärgerlich zurück.
„Du bist eine rotzfreche Göre.“
„Du bist frech. Lass mich in Ruhe.“
Es geht hin und her, steigert sich. Ulli spürt wieder die hilflose Wut in sich. Achtlos greift sie zum Küchenmesser, das zufälligerweise auf dem Tisch liegt und fuchtelt damit herum.
„Sei endlich still. Hau ab in dein Zimmer und lass mich in Frieden, „sonst...sonst...“ schreit sie.
Stiefoma steht tatsächlich auf und grinst dämonisch.
„Was sonst? Los sag‘s.“
Ulli wirft das Messer zum Abwasch auf den Abstelltisch und rennt nach draußen. Sie weiß auch nicht, was sonst. Sie hat es nur so gesagt.
Als Mutti nach Hause kommt, zeigt Stiefoma hasserfüllt mit ihrem knöchernen Zeigefinger auf Ulli.
„Mit deiner Tochter“, keift sie, „bleibe ich keine Minute mehr allein. Sie ist mit dem Messer auf mich losgegangen. Sie ist gemeingefährlich.“
„Lüg nicht so“, knirscht Ulli und wird abwechselnd rot und blass. „Ich habe dir nichts getan.“
„Da siehst du mal“, keift Stiefoma weiter, „was du für ‚ne Tochter hast. Und so einer überlässt du Hänschen. Was ist, wenn sie ihn umbringt?“
Die beiden Frauen schauen Ulli an, als sei sie schon eine Mörderin. Dann holt Mutti den Teppichklopfer und schlägt auf Ulli ein.
„Ihr bringt mich noch ins Grab“, schreit sie dabei, „ich kann nicht mehr. Ich will nicht mehr.“
„Schlag mich doch tot“, brüllt Ulli zurück, „dann bist du mich los, du .... du olle Menschenmama.“
Stiefoma steht im Türrahmen und reibt sich die Hände.

Ulli notiert in ihrem Geheimnisbuch: „Oh, wie ich diesen Ulli-Körper hasse. Wie ich Mutti und Stiefoma hasse. Sie sollen tot sein, alle. Ich hasse die ganze Welt. Wenn ich wieder einmal aus dem Ulli-Körper fliege, haue ich sofort ab, egal wohin, nur weg aus der dämlichen Hierwelt.“

Im Geschichtsunterricht nimmt Herr Walther die Hitlerzeit und den zweiten Weltkrieg durch.
„Mein Vater sagt", meldet sich Richard Beltram zu Wort, „der Hitler hat die Juden vergast."
„Und mein Vater sagt", ruft Gerhard Fiering, „dein Vater ist eine Kommunistensau."
Richard steht auf, will dem Gerhard an den Kragen. Herr Walther kann die beiden nur mit Mühe trennen.
„Ruhe", brüllt er und fährt dann leiser fort: „Es ist wahr, Hitler hat die Juden vergast."
„Und warum?"
„Er wollte eine reine arische Rasse züchten. Und außerdem glaubte er, die Juden wollen die Weltherrschaft an sich reißen. Dabei wollte er das selbst."
Herr Walther atmet tief durch. Man merkt ihm an, dass auch er unter Hitler gelitten hat.
„Die Weltherrschaft wollen die Kommunisten auch, sagt mein Vater", hebt Gerhard wieder an.
Richard ballt seine Fäuste.
„Was sind das eigentlich genau, die Kommunisten?" fragt Maria.
„Darauf kommen wir noch", verspricht Herr Walther. „Alles der Reihe nach. Unser Thema heißt heute: „die Juden im Dritten Reich."
„Die Juden wurden doch schon immer verfolgt", bemerkt Ulli. „Das hat uns Herr Randolf im Religionsunterricht gesagt. Weil sie Jesus umgebracht haben. Der hat ihnen nämlich, bevor er tot war, zugerufen: „Mein Blut komme über euch und eure Kinder."
Ullis Augen blicken unruhig im Klassenzimmer umher. Sie weiß nämlich nie im Voraus, ob sie etwas sagt, was andere ärgert.
„Sie brauchen doch bloß Christen zu werden", schlägt die praktische Maria vor. „Dann trifft sie Jesus Fluch nicht mehr."
„So einfach ist das nun auch wieder nicht", entgegnet Herr Walther. „Jüdisch sein ist nicht nur eine Religion, sondern auch eine Rasse. Ja, es hat tatsächlich schon immer Judenverfolgungen gegeben. Auch im Mittelalter. Aber ob das auf Jesus zurückzuführen ist oder nicht, ist Glaubenssache und gehört in die Religionsstunde. Wir wollen uns hier nicht verheddern. Im Moment behandeln wir die im Dritten Reich stattgefundenen Verfolgungen und Diskriminierungen der Juden, aber auch der Zigeuner und Kommunisten."
Diskriminierung, welch ein niederdrückender, nach Peinigung klingender Ausdruck. Es ist eines dieser Wörter, die man am liebsten verschlucken möchte, damit es verschwindet. Diskriminiert fühlt Ulli sich oft, zu Hause wie in der Schule. Es gibt keinen Ort, an dem sie ein anerkannter Mensch

ist. Sie ist nur ein geduldeter Mensch und muss für alles herhalten. So wie vor ein paar Wochen im Naturkunde-Unterricht.
„Wer Singvogelnester ausnimmt, begeht Unrecht", erklärte Herr Dippelmann. „Singvögel sind Nutzvögel. Sie fressen das Ungeziefer, damit die Pflanzen wachsen können und wir eine gute Ernte haben. Und warum lieben wir die Singvögel noch?"
„Weil sie so schön singen", rief Ulli.
„Ja, aber nicht in die Klasse rufen", mahnte Herr Dippelmann. „Heb den Finger."
„Ulli hat schon mal ein Singvogelnest ausgenommen", sagte plötzlich Dieter Kunzmann und blickte heimtückisch in Ullis Richtung.
„Ist doch gar nicht wahr", konterte Ulli. Vor Empörung schossen ihr die Tränen in die Augen.
„Trau ich dir aber zu", meinte Marlies.
„Ihr lügt."
„Ich lüge nicht", behauptete Dieter. „Ich habe es genau gesehen. An dem Vogelnest in Dollmanns Hecke hast du gestanden."
Ulli unterdrückte mühsam die Tränen.
„Da habe ich doch nur reingeschaut, um zu sehen, ob die Kleinen schon da sind."
„Ja und etwas später waren die Eier weg. Ich hab' auch ‚reingeschaut'", behauptete Dieter.
„Dann kannst du das Nest ja selbst ausgenommen haben." Ulli war verzweifelt, dass man diesem Hallodri von Dieter mehr zu glauben schien als ihr. Gab es denn nie jemanden, der einmal für sie Partei ergriff?
„Ulli, schau mich einmal an", bat Herr Dippelmann sanft. „Hast du das Vogelnest ausgenommen?"
Ulli versuchte in Herrn Dippelmanns Augen zu schauen.
„Nein, wirklich nicht", beteuerte sie. Herrn Dippelmanns Augen bekamen plötzlich einen raubvogelartigen Glanz. Ulli heftete ihre Augen auf den Boden.
„Warum kannst du mich nicht ansehen, Ulli?"
Ulli schwieg. Wie sollte sie Herrn Dippelmann erklären, dass seine Augen sie bedrohten. Sie presste ihre Lippen zusammen. Ihr Blick fror am Boden fest. Sie spürte die wachsende Feindseligkeit um sich herum wie eine Mauer. Ihr Herz klopfte wie ein Hammer.
„Setz dich."
Herrn Dippelmanns Stimme klang jetzt viel strenger als vorhin.
„Machen wir weiter im Unterricht."
Auf dem Nachhauseweg rotteten sie sich zusammen, der Dieter, der Bernhard und die Marlies, Dieters Schwester.

„Singvogelmörderin“, schrien sie hinter Ulli her. Ulli lief, was die Beine hergaben.
„Na warte bis morgen in der Schule. Dann kriegst du deine Abreibung“, schrien sie ihr nach.
Ulli lief ohne Unterbrechung, bis sie zu Hause ankam. Am Gartentor hörte sie das vertraute Gezänk. Stiefoma und Mutti hatten sich schon wieder in den Haaren.
„Warum bin ich nicht tot?“ seufzte Ulli. „Wenn ich nur nicht so ’ne Angst davor hätte. Soll ich Muttis Schlaftabletten schlucken? Im Schlaf merkt man doch eigentlich nichts vom Sterben, oder?“
Mutti schoss aus der Haustür.
„Wo ist dein Fahrrad?“ fragte sie prompt, als sie Ulli erblickte.
Ach richtig, das Fahrrad. Ulli war gar nicht mehr dazu gekommen, es zu holen. Sie musste ja weglaufen, um nicht verprügelt zu werden.
„In der Schule“, stotterte sie. „Ich ... wollte heute mal zu Fuß nach Hause gehen.“
„Du lügst doch wie gedruckt. Hast du es kaputt gemacht?“
„Nein, nein.“
„Ich sag dir eins“, schimpfte Mutti, „wenn du morgen nicht mit dem Fahrrad kommst, ist was los. Schreib dir das hinter die Ohren.“ Sie drehte sich um und begab sich zum Hühnerstall.
„Bäbäbäbä“ bebberte Ulli hinter ihr her.

„Ulli, träume nicht“ ruft Herr Walther in ihre Gedanken hinein. „Hier wird aufgepasst.“
„Ich... ich passe doch auf.“
„So, was habe ich denn gerade erzählt?
„Irgendwas von Diskriminierung“ stottert Ulli.

Seit einiger Zeit schieben sich fremde böse Bilder in Ulli-Welt hinein. Ulli-Welt, der einzige Ort, an dem sie sich bis jetzt erholen konnte, beginnt nun auch zu bröseln. Ullis Gehirn drängt ihr Bilder auf, in denen sie geschlagen wird, geboxt und getreten, von Mutti, Omi, Stiefoma, Papa, den Lehrern, den Kindern und auch Fremden. Bei jeder Kleinigkeit, die Ulli sagt oder tut, bekommt sie Prügel, wird an den Haaren gezogen, beschimpft. Es wird von Tag zu Tag, von Woche zu Woche mehr. Schon morgens beim Aufstehen geht es los und endet, wenn sie eingeschlafen ist.

Ulli versucht, sich von diesen Gedanken abzulenken. Mit Lesen zum Beispiel. Aber viel zu lesen gibt es in einem Dorf nicht. Herr Walther hat wohl eine kleine Bibliothek in der Schule eingerichtet, die Ulli aber schon durchgelesen hat. Sie liest auch die Tageszeitung und die Illustrierte „Hörzu“, die sich Papa wegen der Radioprogramme hält. Der Roman von einem Suchkind, das im Krieg verloren ging und später von seinen Eltern gesucht wurde, fasziniert sie, obwohl es ein Erwachsenenroman ist. Manchmal bedauert sie, dass sie nicht verloren gegangen ist.
Ulli imponiert auch die Ilse Werner, die so gut pfeifen kann, dass sie dadurch berühmt wurde. Das könnte Ulli auch üben. Wenn sie schon keine melodische Singstimme hat, kann sie unter Umständen wenigstens eine gute Pfeifstimme bekommen. Mutti sagt wohl immer: „Mädchen, die pfeifen, Hühner, die krähen, muss man beizeiten den Kopf abdrehen“, aber die Ilse Werner ist auch ein Mädchen gewesen und pfeift besser als die meisten Jungens. Außerdem lenkt Pfeifenüben ab, ein bisschen wenigstens.
Eine andere Ablenkung, die Ulli versucht, ist das Lied von der Glocke aufzusagen. Doch die Idee ist nicht so gut, wie sie feststellt, weil das nicht wirklich gegen die Zwangsgedanken hilft. Im Gegenteil, jedes Mal, wenn sie stecken bleibt, bekommt sie eine Gedankenohrfeige.

Erwachsenwerden

Seit einiger Zeit bekommt Ulli aus heiterem Himmel Angstanfälle. Wenn diese Panikattacke am Tag kommt und sie das Gefühl hat, die Luft bleibt ihr weg, wenn es in ihrem Gehirn burbelt, als wäre Seifenschaum darin und das Herz aus dem Mund zu galoppieren versucht, dann kann sie wenigstens etwas tun, um sich abzulenken, zum Beispiel so lange in der Gegend herumlaufen, bis wieder alles vorbei ist. Zum Glück hatte sie noch nie so einen Angstanfall in der Schule. Sie würde bestimmt wieder diskriminiert werden, wenn sie plötzlich aufstände und wegliefe.
Wenn der Anfall vorbei ist, ist Ulli hinterher fix und fertig. Ihr Kopf fühlt sich so leer an, als wäre ihr Gehirn gleich mit verschwunden. Der Vorteil beim Erschöpftsein ist natürlich, dass die blöden Quälbilder sie für eine Weile in Ruhe lassen.
Ab und zu läuft Ulli auf das Waldgrundstück in der Nähe des Garten-Wohnhäuschens und schreit den lieben Gott an: „Warum tust du das mit mir? Kannst du mich auch nicht leiden? Bin ich dir zu unartig? Kein Kind ist immer artig. Und die Erwachsenen sind auch oft böse. Aber niemand wird so streng bestraft wie ich.“

Einmal überfiel sie die Angst in der Nacht. Sie wollte aufstehen und ein wenig im Zimmer hin und her gehen, aber eine Hand hielt sie fest. Ihr Körper wurde steif. Auch die Augen bekam sie nicht auf.
„Der schwarze Mann“, ging es ihr durch den Sinn, „der war schon lange nicht mehr da. Will der mich jetzt totmachen mit seinem Hackebeilchen?“
Ihre Angst hatte einen Punkt erreicht, an dem sie zu explodieren drohte. Sie hatte nur noch den einen Wunsch, aus dem Ulli-Körper heraus zu zischen und zu verschwinden. Es klappte nicht. Sie war in ihm eingeklemmt. Endlich, endlich löste sich der Griff. Ulli konnte ihre Augen aufklappen. Der schwarze Mann oder wer auch immer war nicht mehr da. Dann kam der erlösende Atemzug. Ihr Körper entkrampfte sich. Gerettet für diesmal.
Vom schwarzen Mann, den Trolls und Anderwelt will Ulli nichts mehr wissen. Wer weiß, was davon sowieso nur Glaubenswirklichkeit ist. Sie zweifelt inzwischen an allem, sogar an Hierwelt. Ist diese Welt nicht vielleicht auch nur eine Art Ulli-Welt? Und die richtige Hierwelt kommt erst, wenn sie tot ist? Aber warum ist sie dann so böse? Vielleicht ist alles auch immer nur geglaubte Wirklichkeit.

Im März stirbt der sowjetische Diktator Stalin. Die Leute freuen sich über seinen Tod, weil er genauso ein Diktator war wie Hitler und jetzt die Hoffnung besteht, dass Deutschland wieder vereinigt wird.

Ostern ist vorbei. Ulli geht zum Konfirmandenunterricht. Der Pfarrer, Herr Barsig, kommt zweimal in der Woche, sonntags, um den Gottesdienst abzuhalten und freitags, um den Konfirmandenunterricht in der Schule abzuhalten. Denn eine Kirche gibt es für die Evangelischen nicht.

Ulli notiert in ihr Geheimnisbuch: „Konfirmandenunterricht ist etwas ähnliches wie Religionsunterricht, bedeutet aber mehr. Wir Kinder sollen jetzt zu vollgültigen Gemeindemitgliedern erzogen werden. Noch sind wir halbgültig.“
Zur Vollgültigkeit gehört auch der sonntägliche Gang zum Gottesdienst. Mutti und Papa sind bisher nur selten in den Gottesdienst gegangen. Sind sie trotzdem vollgültig? Auch Stiefoma geht nie zum Gottesdienst. Aber sie ist auch zu alt für den weiten Weg. Pfarrer Barsig kommt einmal im Jahr, immer zu ihrem Geburtstag, und feiert einen extra Gottesdienst mit ihr. Ach ja, Omi-Lingen und Tante Mieze gehen auch nicht zum Gottesdienst. Aber sie sind auch nicht evangelisch, sondern apostolisch. Weil ihre Gemeinde in Hamburg ist, machen sie sich ihren Gottesdienst selbst.

Jeden Samstagnachmittag sitzen sie am Küchentisch und lesen in der Bibel. Danach singen sie Lieder aus ihrem Gesangbuch. Über den Kopf haben sie den schwarzen, geklöppelten Demutsschal gelegt. Einmal im Jahr fahren sie für ein paar Tage zu ihrer Gemeinde nach Hamburg. Und wenn sie einmal beerdigt werden, wird ein Glaubensbruder aus Hamburg kommen und an ihrem Grab eine Predigt halten. Denn einen richtigen Pfarrer gibt es bei ihnen nicht, nur Brüder und Schwestern.

Seit Ulli den Gottesdienst besuchen muss, besucht Mutti ihn manchmal auch und nimmt Hänschen mit. Hänschen sitzt ganz brav auf Muttis Schoß und blättert im Gesangbuch. Mutti weint und schluchzt jedes Mal während der Predigt leise vor sich hin. Sie ist der einzige Mensch, der im Gottesdienst weint. Es kommt Ulli so vor, als säße Maria Magdalena da und weine über ihre Sünden. Die anderen Kirchgänger schauen immer ganz betreten zu ihr hinüber, was Mutti gar nicht zu merken scheint. Ulli fühlt sich stets unangenehm berührt. Ihr wäre es am liebsten, wenn Mutti zu Hause bliebe. Komisch, sie war immer auf der Hut gewesen, von Ulli nicht blamiert zu werden. Jetzt blamiert sie Ulli mit ihrem Geheule und es ist ihr egal.
Auch sonst entpuppt sich Mutti mehr und mehr zur Nervensäge. Dauernd liegt sie Ulli damit in den Ohren, dass sie sich langsam Gedanken über einen bodenständigen Beruf machen soll. Sie weiß zwar, dass Ulli Dichterin und Philosophin werden will. Doch für sie ist das kein Beruf, sondern eine Freizeitbeschäftigung. Als Dichterin oder Philosophin meint sie, müsse man schon sehr berühmt sein, um genug zu verdienen. Und ohne Abitur gehe es sicher auch nicht.
„Dann mache ich eben das Abitur, Mutti."
„Dafür hast du kein Köpfchen."
„Doch, ich habe dafür ein Köpfchen. Du willst bloß nicht, dass ich klüger werde als du", knurrt Ulli.
„Sei bloß nicht immer so frech. Überlege dir lieber etwas Vernünftiges, etwas, wofür du kein Abitur brauchst und du schneller ans Geldverdienen kommst. Zum Beispiel Verkäuferin oder Schneiderin."
„Ich habe keine Lust, so etwas Langweiliges zu werden.
Verkäuferin? Den ganzen Tag im Laden herumstehen und rechnen. Pah. Und Schneiderin? Wo ich doch zwei linke Daumen habe. Sagt ihr doch immer."
„Du könntest auch ins Büro gehen" schlägt Mutti vor. „Dann musst du allerdings noch die Handelsschule besuchen und Stenographie lernen. Oder du gehst gleich in die Fabrik und sparst dir die Lehre."
„Oder ich mach' es wie du und heirate", antwortet Ulli „Dann brauche ich keinen Beruf."

„Ich hatte auch einen Beruf, als wir noch in Königsberg lebten“, antwortet Mutti. „Und als Hausfrau musst du kochen und Säuglingspflege können. Aber nagut, dann wirst du eben Haushaltsgehilfin. Das ist auch keine schlechte Idee.“

Seit Ulli ein Backfisch geworden ist, verändert sie sich zusehends. Das fällt sogar ihr selbst auf. War sie früher eher stumm und verträumt, ist sie heute eine Quasselstrippe und Kicherjule.
„Du redest wie'n Jud“, seufzt Papa.
„Das darf man nicht sagen. Das ist Juden schlecht machen.“
„Was ich sagen darf, bestimme ich“, erwidert Papa brummend.
„Ihr habt die Juden umgebracht“, ruft die jetzt so diskutierfreudige Ulli und schlüpft durch die Tür. Gerade noch rechtzeitig. Papas Schuh poltert gegen den Türrahmen.

Das mit den Juden muss wirklich eine unheimliche Sache gewesen sein. Ulli wird nicht schlau daraus. Omi-Lingen, mit der sie manchmal darüber sprechen will, hat davon nichts bemerkt, sagt sie.
„Natürlich gab es Konzentrationslager für Kriminelle und Arbeitsscheue und später im Krieg auch für Kriegsgefangene“, sagt sie hilflos. „Aber Gaskammern für Juden? Beliebt waren die Juden ja nicht, auch schon vor dem Dritten Reich nicht, ebenso wenig wie die Zigeuner. Aber umbringen? Das können doch nur Besatzerlügen sein. Wir haben den Krieg verloren und müssen uns das jetzt alles nachsagen lassen.“
„Aber die Lehrer erzählen auch von den Gaskammern.“
„Müssen die doch“ wirft Tante Mieze ein. „Sonst verlieren sie ihre Arbeit.“
Wem soll Ulli nun glauben? Den Lehrern, die die Vorschriften der Besatzer erfüllen müssen? Omi und Tante Mieze, die sehr fromm sind und sicher nicht lügen?
Papa hat noch eine andere Variante.
„Ist schon möglich, dass da was war“, meint er, „aber der Adolf hat nichts davon gewusst. Er konnte ja seine Augen und Ohren nicht überall haben. Und jetzt hängen sie ihm alles an.“
Mutti weiß wie immer gar nichts. Oder sie hält sich aus allem heraus. Wer weiß.

Gott, lernt Ulli im Konfirmandenunterricht, besteht aus drei Teilen, aus Gottvater, Gottsohn und Gott, Heiliger Geist. Das ist ihr zwar nicht neu. Aber Pfarrer Barsig versucht es, den Konfirmanden plausibel zu erklären, wieso Gott drei ist und trotzdem einer. In der Welt besteht auch alles aus drei Teilen, weil Gott die Welt nach seinem Bilde schuf. Fritz Michels, dem Mittelschüler, fällt dazu auch gleich etwas ein.
„Das Wasser“, sagt er, „es besteht aus Flüssigkeit und Dampf und Gas.“
Dann geht es los.
„Die Familie besteht aus Vater-Mutter-Kinder“, ruft ein anderer.
„Und das Leben aus Geburt-Alter-Tod.“
„Oder Kindheit-Jugend-Alter“
„Der Himmel hat Sonne, Mond und Sterne“
Ulli fällt dazu noch etwas ein.
„Der Mensch ist auch drei, nämlich Leib, Seele und Geist.“
„Sehr gut“, sagt Pfarrer Barsig. „Wenn das kein Beweis für Gott ist!!!“
„Das könnte“, überlegt Ulli sich, „tatsächlich ein Beweis dafür sein, dass es Gott gibt.“
Ist das nun beruhigend oder nicht? Gute Erfahrungen hat Ulli mit dem lieben Gott noch nicht gemacht. Aber ganz ohne Gott wäre vielleicht alles noch viel schlimmer, weil es dann keine Gebote und keine Gesetze gäbe und damit keine Ordnung.

Der Juni ist wieder einmal sehr heiß. Die Sonne wirft mit ihren Strahlen um sich, als wolle sie Krieg mit der Welt führen. Ulli läuft meist barfuß, denn sie liebt es, mit nackten Füßen die Erde zu berühren, weil sie sich dann geerdet fühlt. Natürlich hat das Barfußlaufen auch seine Tücken. Wenn man auf die heißen Steine und auf Pflanzenteile tritt, kann man sich ganz schön wehtun. Auf der Straße schmilzt bei dieser Hitze zudem noch der Teer. Ulli bekommt schwarze Füße, die mit Wasser und Seife allein nicht sauber zu kriegen sind. Sie müssen mit Fett eingerieben werden. Abend für Abend sitzt Ulli auf der Treppe vor dem Haus und reibt sich die Füße mit Margarine ein, bevor sie sie in die Wasserschüssel taucht.
Für die Erwachsenen ist dieser Juni noch aus einem anderen Grund heiß. Alle rechnen wieder mit einem Krieg. Denn in Ostberlin ist ein Aufstand losgebrochen. Die Arbeiter streiken und ziehen durch die Straßen. Ulbricht, der Chef der DDR, ruft die Sowjets zur Hilfe. Ob jetzt die Amerikaner auch eingreifen und den Arbeitern zur Hilfe kommen? Die Erwachsenen hängen am Radio.
In der Schule fragen die Kinder: „Was passiert, wenn es Krieg gibt? Müssen wir dann auch zur Schule? Müssen die Papas Menschen erschießen gehen?“

„Vielleicht bedeutet das auch, dass Deutschland wieder ein Reich wird so wie früher", meint Lehrer Walther hoffnungsvoll.
Die Sowjetsoldaten schlagen den Aufstand nieder. Und die Amerikaner schauen zu. Papa fasst sich an den Kopf, anstatt froh zu sein, dass es keinen Krieg gibt.

Powunden

Raudi ist wieder einmal ausgerissen. Wie er das nur immer schafft, seine Kette zu zerreißen.
„So ein Mistköter", sagt Papa.
Ulli und Hänschen stehen am Gartentor und zählen die vorbeifahrenden Autos. Plötzlich sehen sie Raudi durch das Waldstück der gegenüberliegenden Straßenseite jagen.
„Raudi, Raudi", rufen beide wie aus einem Munde.
Raudi hört ihre Stimmen, macht einen Satz über den Graben, hetzt über die Straße. Ein Auto quietscht, hält an.
„Verdammte Töle", schreit der Mann am Steuer und fährt wieder an.
Hänschen und Ulli laufen zur Unglücksstelle. Raudi liegt regungslos da, mit weit aufgerissenen Augen. Aus seiner Schnauze fließt Blut.
„Raudi", weint Hänschen. Ulli nimmt den Raudi-Körper hoch und trägt ihn in den Garten.

In dieser Nacht schläft Ulli unruhig. Sie träumt, ihre Trollmutter sei gestorben. Sie hatte sich in Raudi versteckt, um Ulli nahe zu sein. Ulli erwacht tränenüberströmt. An diese Möglichkeit hatte sie gar nicht gedacht.

„Ulli, lauf nicht immer so bedrippst herum", versucht Mutti Ulli zu trösten.
„Es war doch bloß ein Hund."
„Du irrst dich, liebe Mutti", denkt Ulli, „er war nicht bloß ein Hund. Meine Trollmama wohnte in ihm."
„Mutttiii?" fragt sie vorsichtig, „wie kann eine Mutter sicher sein, dass ihr Kind ihr Kind ist?"
„Wie meinst du das?" fragt Mutti verwirrt.
„Na ja, es kann doch im Krankenhaus vertauscht worden sein oder untergeschoben."
„Fängst du schon wieder damit an?" Mutti schüttelt leicht ärgerlich den Kopf. „So etwas passiert nicht", behauptet sie dann.

Sie geht zum Herd, nimmt mit dem Schürhaken die Ringe aus dem Herdloch und schiebt sie vorsichtig bis zum Wasserkasten. Dann greift sie zur Kohlenzange, holt ein glühendes Brikett heraus und bugsiert es vorsichtig in das geöffnete Bügeleisen. Nun wird das Bügeleisen geschlossen. Mutti trägt es zum Tisch und stellt es auf eine umgedrehte Untertasse. Sie schließt das Herdloch mit Ringen und schiebt den Kartoffeltopf darauf. Nun holt sie den Bügelkorb und stellt ihn auf den Stuhl neben dem Küchentisch.
„Zu meinem Geburtstag bekomme ich endlich ein elektrisches Bügeleisen", sagt sie wie zu sich selbst. „Es wird aber auch Zeit."
Ulli sieht ihr schweigend zu.
„Und wenn doch?" fragt sie.
„Wenn was?"
„Vielleicht bin ich vertauscht worden. Du hast es nur nicht gemerkt."
Mutti dreht sich brüsk nach ihr um.
„Du bist nicht vertauscht und nicht untergeschoben", antwortet sie heiser. „Wieso kommst du mir immer damit?"
„Ich bin mir nicht sicher, ob ich dein Kind bin, Mutti."
„Aber ich bin mir sicher", antwortet Mutti. Ihre Lippen zittern. „Außerdem siehst du deinem Vater verdammt ähnlich. Du kannst gar nicht vertauscht worden sein."
„Ich bin also wirklich und wahrhaftig dein Porutscher?"
„Wenn du es so ausdrücken willst."
Über Muttis Gesicht zieht sich wieder eine flammende Röte.
„Und warum bin ich denn so anders, Mutti?"
Mutti zieht seufzend eine Bluse aus dem Wäschestapel und legt sie auf den Tisch. Ihre Hände zittern.
„Ja, du bist und du warst schon immer anders als andere Kinder. Das lässt sich nicht bestreiten. Aber das hat wahrscheinlich einen anderen Grund als du denkst. Du warst...wie soll ich es sagen, nicht lebendig, als du auf die Welt kamst. Der Doktor musste ziemlich lange auf deinen Popo klopfen, bis du endlich geatmet hast."
Aus Muttis Augen kullern Tränen.
„Ich habe nahe am Wasser gebaut", entschuldigt sie sich.
Vorsichtig stellt sie das Bügeleisen ab und nimmt Ulli in die Arme. Ulli ist wie betäubt. Ihre Gedanken überschlagen sich.
„Ich bin dem Papa Becker ähnlich? Dann war er tatsächlich mein Papa? Und Mutti ist meine eigene richtige Mutter? Ich bin kein Trollkind. Dann hat auch keine Trollmama in Raudis Körper gewohnt. Es war nur ein Traum. Und ich bin nur deshalb so spät zu meiner Seele gekommen, weil

ich tot war, als ich geboren wurde und war in den ersten Jahren nur halb lebendig gewesen, seelenlos eben."
Endlich hat Mutti das Rätsel gelöst. Warum hat sie nicht schon früher mit Ulli darüber gesprochen?

Ulli schreibt in ihr Geheimnisbuch: „Es ist gut zu wissen, dass ich schon immer ein Mensch war, wenn auch nur ein Halbmensch."

Stiefoma stopft Hänschen immer noch mit Schokolade und Keksen voll, die sie sich von Tante Flora aus Offenbach schicken lässt. Die Folge davon ist, dass Hänschen keine richtige Mahlzeit mehr isst.
„Sprich du doch mal ein Machtwort", bittet Mutti den Papa. „Der Junge wird noch krank von dem ewigen Süßkram."
„Hab dich nicht so", antwortet Papa dann jedes Mal. „Gönn' dem Jungen das doch. Die Hauptsache ist, dass er überhaupt isst."
Hänschen ist wirklich krank geworden, sogar so krank, dass der junge Doktor Weimann ihn ins Thuiner Krankenhaus steckt. Dort hat sich alles verändert. Doktor Wird-schon-werden arbeitet nicht mehr. Dafür gibt es mehr neue Ärzte, sogar einen Spezialisten für Herzkrankheiten, der sich gleich um Hänschen kümmert, denn der Kleine scheint genau da ein Problem zu haben.
Stiefoma geht jetzt erst recht auf Mutti los, anstatt vor ihrer eigenen Tür zu kehren.
„Ich habe ja immer gesagt, du machst den Jungen krank", keift sie. „Dir sollte man keine Kinder anvertrauen. Wenn Hänschen stirbt, ist das deine Schuld."
Mutti ist am Ende ihrer Kräfte und weint nur noch.
Ulli nimmt sie jetzt oft in den Arm, um sie zu trösten.
„Hänschen kommt bald wieder. Ganz bestimmt. Der stirbt nicht."
So nahe wie in der letzten Zeit waren Mutti und sie sich seit Omi-Lingens Schlaganfall nicht mehr.
Wenn die Stiefoma doch nur endlich ihre Schlabberschnut hielte. Wenn Ulli Papa wäre, würde sie diese Frau in ein Altersheim bringen, damit endlich Frieden ist. Doch das tut Papa nicht. Sie ist schließlich seine Mutter.
Stiefoma hat also Narrenfreiheit. Wie ein Racheengel stampft sie durch Haus und Garten.
„Warte nur, bis ich tot bin", droht sie Mutti, „dann komme ich jede Nacht und schmeiße dich aus dem Bett."
„Das mach mal", höhnt Mutti zurück, „Die Hauptsache ist, du bist erst mal tot."
Ulli klammert sich ängstlich an Muttis Schürze.

„Und wenn sie tatsächlich kommt und dich aus dem Bett schmeißt, was machst du dann, Mutti? Tote können sehr stark sein, weil sie nicht mehr diesen schweren Erdenkörper haben.“
„Ach, Ulli, tot ist tot. Weiter nichts.“
Wie kann Mutti sich dessen so sicher sein? Ulli hat schon oft gehört, dass Tote zurückkommen können und Angst und Schrecken verbreiten. Auch hat sie die Geistergeschichten nicht vergessen, die damals, als sie noch ein kleines Kind war, im Krankenhaus erzählt wurden. Vielleicht waren das ja Hirngespinste, genauso wie die Trolls. Vielleicht aber auch nicht.
„Und wenn die Toten doch auferstehen? „ fragt Ulli. „In der Bibel steht das auch. Lazarus ist zum Beispiel auferstanden mit Jesus Hilfe allerdings und natürlich Jesus selbst ist auch nicht tot geblieben.“
„Und wenn schon“, antwortet Mutti unwirsch, „das war in biblischen Zeiten.“
Mutti geht ziemlich leichtsinnig mit dem Glauben um.

Mutti und Ulli studieren die Todesanzeigen im Ostpreußenblatt, um zu sehen, ob jemand dabei ist, den Mutti kennt. Aufmerksam liest Ulli: „Frau Pogelsky fr. Powunden...“
„Gibt es das, Mutti? Kann man an frischen Powunden sterben? Was sind frische Powunden überhaupt? Wie kriegt man die?“
Mutti schaut verwundert auf Ullis Zeigefinger, der auf die Powunden deutet. Sie liest: „fr. Powunden“ und beginnt zu lachen wie schon lange nicht mehr.
„Warum lachst du Mutti?“
„Das heißt nicht „frische Powunden, Pomuchelskopp. Das heißt „früher Powunden“. Powunden ist eine Stadt in Ostpreußen. Diese Frau Pogelsky kommt von da.“
„Achso.“
Ulli beruhigt sich. „Nicht wahr, Mutti, frische Powunden gibt es gar nicht.“
Mutti schaut sie auf einmal so komisch an, dass sie gleich wieder ein mulmiges Gefühl bekommt.
„Wie alt bist du eigentlich?“ fragt sie auf einmal.
„Warum? Du weißt doch, dass ich bald vierzehn bin.“
„Hm, richtig. Ich glaube, es ist an der Zeit, dir etwas zu sagen, wenn wir nun schon beim Thema sind. Es gibt tatsächlich so etwas wie Powunden, bei Frauen zumindest und zwar jeden Monat einmal. Dann ist das Mädchen kein Kind mehr und kann selber Kinder kriegen.“
Muttis Gesicht wird wieder einmal flammend rot. Ulli schaut erschreckt hoch.
„Jeden Monat, Mutti? Ein ganzes Leben lang?“

Mutti streicht Ulli über den Kopf. Wenn du alt bist oder ein Kind im Bauch trägst, dann nicht. Aber sonst jeden Monat. Du wirst vielleicht bald so weit sein. Ich jedenfalls habe meine Tage mit dreizehn gekriegt."
Auch das noch. Das Erwachsenwerden scheint mit immer neuen Katastrophen verbunden zu sein. Gibt es denn nichts, worüber man sich freuen kann?
„Wenn du Blut im Schlüpfer hast, komm zu mir, hörst du", hört Ulli Muttis Stimme wie von fern. „Dann bekommst du die Camelia-Binden von mir. Die steckst du dir zwischen die Beine, damit sie das Blut aufsaugen."
Camelia? Das ist also das Geheimnis mit der Camelia, die Mutti manchmal mit aufs Klo schleppt. Wie viele Geheimnisse mag es noch geben? Es ist nicht zu fassen.
„Sei nicht traurig", versucht Mutti Ulli zu trösten. „Was alle Frauen der Welt ertragen müssen, erträgst du auch. Dafür wachsen in deinem Bauch Kinder und bei den Männern nicht."
Muttis Worte klingen in Ullis Ohren gar nicht tröstlich, eher resigniert.
„Ich will überhaupt keine Kinder im Bauch haben", sagt sie fast trotzig. „Wie kommen die da überhaupt hinein?"
Bevor Mutti antworten kann, betritt Papa die Küche und macht dem Gespräch ein Ende, indem er das Radio anmacht.
„Die Deutschen stehen im Finale gegen die Ungarn", sagt er, „das muss ich unbedingt hören."
Er holt einen Stuhl und setzt sich dicht vor das Gerät. Ulli steht auf und geht an die frische Luft, während Mutti das Ostpreußenblatt zusammenfaltet. Für Fußball interessieren sie sich beide nicht.

An diesem Abend ist Papa richtig spendabel. Er köpft eine Flasche Wein. Auch Ulli bekommt ein halbvolles Glas.
„Weil wir die Weltmeisterschaft haben", ruft er jubelnd. „Jetzt sind wir wieder wer."

Ich wollte doch nur fliegen

Mutti hat endlich ihr heißersehntes, elektrisches Bügeleisen. Omi hat es ihr zum Geburtstag gekauft. Und Hänschen ist auch wieder zu Hause. Mutti ist glücklich und singt den ganzen Tag.

„Vielleicht ist es wirklich besser, sich einen bodenständigen Beruf zu suchen", vertraut Ulli ihrem Geheimnisbuch an. „Dann brauche ich nicht zu

heiraten und keine Kinder zu kriegen. Allerdings von diesen Powunden einmal pro Monat, die Mutti „die Tage“ nennt, bleibe ich nicht verschont. Schade. Welch wunderliche Wesen sind doch wir Frauen. Frausein wirkt wie eine zusätzliche Strafe zum Menschsein.
Ach, wenn ich doch nur wüsste, was ich werden soll. Kein bodenständiger Beruf klingt irgendwie verlockend.“

Als Ulli noch klein war, hatte sie sich das Erwachsensein wie die Erlösung von allem Übel vorgestellt. Niemand hat einem dann mehr etwas zu sagen. Man verdient sein eigenes Geld und kann sich kaufen, was man will. Den Kindern dagegen wird immer alles befohlen oder verboten. Sie müssen ständig bitten und betteln, damit sie überhaupt zu etwas kommen.
Inzwischen ist Ulli aber klar geworden, dass auch die Erwachsenen nicht machen können, was sie wollen. Sie müssen arbeiten, um Geld zu haben. Geld ist das wichtigste in einem Leben, weil für alles, was man braucht und will, Geld bezahlt werden muss. Wer hat das nur eingefädelt? Auch der liebe Gott?
Ulli ist unterwegs nach Lingen zu Omi und Tante Mieze. Lustlos tritt sie in die Pedale. Ob die beiden eine Idee haben, was sie werden kann? Sie arbeiteten damals, als sie jung waren, in Königsberg in einem Haushalt, bis sie verheiratet wurden. Aber in einen Haushalt gehen, um Dienstmädchen zu sein, ist ein Gedanke, der Ulli gar nicht behagt. Nur was behagt ihr?

Pfarrer Barsig spricht jetzt viel darüber, was man sich unter einem guten Christen vorzustellen habe. Glauben, arbeiten, Respekt haben, denen helfen, die der Hilfe bedürfen, den Anfechtungen widerstehen und vor allen Dingen Gott ehren und dienen und Jesus nachfolgen. Eine ganze Menge schwerer Sachen. „Allzu viele gute Christen kann es demnach nicht geben“, seufzt Ulli. „Wer soll das alles können?“
Weil auch die anderen Konfirmanden bezweifeln, dass diese Ansprüche erfüllt werden können“, erklärt Pfarrer Barsig: „Gott weiß, dass seine Gebote streng sind. Deshalb lässt er Gnade walten für die, die sich redlich bemühen.“
Ulli hält es für albern, erst so strenge Gebote zu erlassen, die kein Mensch erfüllen kann und dann mit der Gnade zu kommen. Gott ist doch allwissend. Also ist ihm von vornherein klar, dass seine Gebote zu schwer für die Menschen sind. Konnte er nicht leichtere Gebote erlassen?
Pfarrer Barsig antwortet streng: „Wer an der Güte Gottes zweifelt oder wer sich erst gar nicht bemühen will, ein guter Christ zu werden, der kann sich bis zur nächsten Unterrichtsstunde entscheiden, ob er lieber nicht konfirmiert werden will. Denn Christsein verpflichtet.“

Ulli ist das Herz schwer. Einerseits will sie schon eine gute Christin werden. Aber die Aufgaben, die ein guter Christ ein Leben lang zu vollbringen hat, wird sie nie erfüllen können. Sie sollte ehrlich genug sein und sich nicht konfirmieren lassen. Oder soll sie erst Mutti fragen oder Omi? Omi wäre es sicher egal. Sie ist ja auch nicht konfirmiert und trotzdem eine gute Christin, eine viel bessere jedenfalls als Stiefoma, obwohl die den ganzen Tag fromme Lieder singt, wenn sie nicht gerade Mutti oder Ulli traktiert.
In der Nacht vor dem Bekenntnis hat Ulli einen Alptraum. Zwei Männer sind hinter ihr her. Es sind Bösewichte. Soviel ist sicher. Ulli geht davon aus, dass sie sie töten wollen und läuft, was die Beine hergeben. Die Männer kommen näher. Sie hört ihre Tritte hinter sich, spürt ihre Nähe. Plötzlich kleben ihre Füße am Boden fest. So sehr sie sich auch anstrengt, sie kommt nicht mehr weiter. Da, der eine Mann packt sie. Der andere holt eine Leine aus seiner Tasche. Ulli öffnet den Mund zu einem Schrei und erwacht. Es ist still im Haus. Draußen ist es noch dunkel. Ulli könnte in die Küche gehen, um auf die Uhr zu schauen. Aber irgendwie fühlt sie sich zu schlapp, um aufzustehen. Nein, schlapp ist nicht das richtige Wort. Sie ist wie gelähmt. Warum kann sie sich nicht bewegen? Hat sie der Traummann noch fesseln können, bevor sie aufwachte?
Plötzlich zuckt sie zusammen, so, als hätte sie einen elektrischen Schlag bekommen. Und schwupps fliegt sie aus dem Ulli-Körper, drückt sich durch die Decke, als wäre die aus Pappe und fliegt immer weiter, immer höher hinauf zu den Sternen. Tief unter ihr liegt der leblose Ulli-Körper. In ihr verbreitet sich auf einmal ein bisher nie gekanntes Glücksgefühl, eine unbeschreibliche Seligkeit. Sie fliegt höher und höher und sieht die Erde nur noch als einen leuchtenden Punkt, so wie man von hier aus die Sterne sieht.
„Bin ich gerettet? Bin ich frei? Und das, was da unten liegt, ist der Ulli-Körper, das Ulli-Kleid? Oder ist noch eine Du-Ulli drin?
Wo treibt es mich hin? In den Himmel? Aber dann bin ich ja jetzt tot.“
Bei dem Gedanken „tot“ überfällt Ulli ein solcher Schreck, dass sie mit einer Höllengeschwindigkeit abwärts zurück in den Ulli-Körper saust. Der Eintritt tut richtig weh. Der Ulli-Körper bäumt sich kurz auf und fällt zurück. Was war das? Wollte Gott das Ulli-Ich zu sich holen und hat es sich im letzten Augenblick anders überlegt?
„Ich werde mich konfirmieren lassen“, beschließt Ulli reumütig. „Dann sieht Gott wenigstens, dass ich guten Willens bin.“

Die Erinnerung an das unbeschreibliche Glücksgefühl lässt von Tag zu Tag mehr nach. Und je mehr es nachlässt, desto mehr sehnt Ulli sich danach. Ach, wenn sie doch nur wüsste, wie man das macht, das Aus-dem-Körper-fliegen. Wenn es einem einfach so passiert, muss man das doch auch absichtlich bewerkstelligen können.

Ulli kreiselt bis zum Umfallen, in der Hoffnung aus dem Körper zu fahren, läuft, bis ihr die Luft weg bleibt. Nichts, nichts bringt sie aus dem Ulli-Körper. Sie muss nur noch das mit dem Kopf-an-die-Wand-schlagen ausprobieren. Aber sie fürchtet sich vor den Schmerzen. Den Kopf an die Wand schlagen kann man nur, wenn man ganz wütend ist, weil man dann die Schmerzen nicht so spürt.

Heute ist Ullis Konfirmationstag. Mutti und Hänschen kommen auch zum Gottesdienst. Mutti weint natürlich wieder. Aber heute würde Ulli am liebsten mit ihr weinen.
Die Konfirmanden ziehen feierlich in ihren schwarzen Kleidern und Anzügen hinter Pfarrer Barsig her in den vollbesetzten Gemeindesaal und stellen sich vor dem Altar auf.
Der erste Teil der Konfirmation besteht aus der Konfirmandenprüfung. Die Gemeinde soll hören, was ihre Jugend alles gelernt hat. Danach wird es richtig feierlich. Jeder Konfirmand bekommt einen Bibelspruch mit auf den Lebensweg. Ullis Spruch lautet:

> „Wer zu diesem Berge spräche „hebe dich und wirf dich ins Meer und zweifelte nicht in seinem Herzen, sondern glaube, dass es geschehen würde, was er sagt, so wird ihm geschehen, was er sagt.“

Die Konfirmanden bekommen zum ersten Mal das Abendmahl, ein Schlückchen Wein und ein Stück Brot als Symbol für Jesus‘ Leib und Blut. Ulli lässt es sich feierlich auf der Zunge zergehen, obwohl ihr der Gedanke unheimlich ist, des Herrn Jesus Leib und Blut im Mund zu haben, wenn auch nur symbolisch. Während sie Jesu Blut die Kehle hinunterlaufen lässt, hat sie eine Erleuchtung. Sie muss auf einen Telefonmast klettern und sich da oben loslassen. Dann wird sie weit, weit weg fliegen. Wohin, das weiß sie noch nicht. Nur weg aus dieser Menschenwelt. Als Seele wird sie sicher in einer Seelenwelt landen. Ein neues Zuhause. Der Ulli-Körper kann ruhig am Boden zerschmettern. Sie braucht ihn nicht mehr.

Der Flug muss jedenfalls so schnell wie möglich nach der Konfirmation geschehen. Ulli ist durch die Zeremonie sündenfrei geworden und das hält nicht lange an.
Fürs erste ist sie ein vollgültiges Mitglied der christlichen Gemeinde.

Zur Schulentlassung gibt es auch eine kleine Feier. Diese Endgültigkeit des Abschieds von der Kindheit macht ihr zu schaffen. Mutti hat für sie einen Platz in einem evangelisch geführten Haushaltsschulinternat in Osnabrück gefunden. Diese Schule wird ein Jahr dauern und dann wird Ulli hoffentlich wissen, was sie werden will.

Ulli steigt in den Bus, um zu Omi-Lingen zu fahren. Denn ihr Fahrradschlauch hat wieder einmal ein Loch. An der nächsten Haltestelle steigt Herr Karl ein. Er sieht Ulli sofort und kommt auf sie zu. Und weil der Platz neben ihr frei ist, setzt er sich neben sie.
„Hallo, Fräulein Becker“ grüßt er freundlich lachend, „wie geht es Ihnen heute?“
Ulli fährt zusammen.
„Herr Karl“, flüstert sie, „Sie dürfen nicht „Sie“ zu mir sagen und auch nicht Fräulein Becker. Ich bin noch nicht so erwachsen.“
„Darauf haben Sie aber schon einen Anspruch“, behauptet Herr Karl. „Sie sind jetzt ein Backfisch.“
„Bitte, bitte nicht“, fleht Ulli. „Es macht mir Angst. Ich komme mir dabei ganz komisch vor.“
Herr Karl geht zum „Du“ über und legt seinen Arm um ihre Schulter.
„Weißt du schon, wie es weiter geht mit dir?“ fragt er behutsam. Ulli schüttelt den Kopf.
„Nicht wirklich. Mutti hat mich in einer Haushaltsschule angemeldet. In einer Art Internat in Osnabrück, weil das bei einem Mädchen nie schaden kann. Die Schule dauert ein Jahr. Hoffentlich weiß ich dann, wie es weitergehen soll. Ich fürchte fast, aus mir wird überhaupt nichts, weil ich mir keinen Beruf vorstellen kann, der mir gefällt.“
Ullis Augen tasten verstört Lehrer Karls Gesicht ab.
„Hab keine Angst, Ulli“, beruhigt sie Herr Karl. „Du wirst deinen Weg machen. Schade, dass du nicht auf dem Gymnasium warst. Klug genug dafür wärst du gewesen. Meine Ingrid macht einmal das Abitur und studiert dann. Aber andererseits hast du auch viele Möglichkeiten und kannst noch alles erreichen, was du dir vornimmst. Es gibt immer wieder offene Türen, durch die du gehen kannst. Du wirst sie mit der Zeit schon entdecken. Da bin ich ganz sicher.“
Ulli kullern die Tränen herunter und versacken in ihren Mundwinkeln.

„Ich fürchte mich aber", flüstert sie, „ich fürchte mich vor dem ganzen Leben."
Herr Karl drückt sie an sich, wie ein Vater seine Tochter.
„Ich werde dir eine Geschichte erzählen, die ich kürzlich auf einem Kalenderblatt las. Eine Schnecke kroch an einem bitterkalten Januarmorgen den gefrorenen Stamm eines Kirschbaums hinauf. Ein Käfer streckte seinen Kopf aus einem Riss des Baumstamms und sagte: „He Kumpel, du vergeudest deine Zeit. Es wachsen keine Kirschen dort oben." Doch die Schnecke setzte unbeirrt ihre Wanderung fort. „Sie werden wachsen, wenn ich angekommen bin", antwortete sie."

Herr Karl hatte es gut gemeint. Aber das einzige Ziel, das Ulli wirklich anstrebt, ist aus dem Ulli-Körper zu springen und in den Himmel zu fliegen.

Es ist früh am Morgen, noch völlig dunkel, als Ulli beschließt, ihrer Eingebung zu folgen. Hat sie Angst? Kaum. Sie ist nur aufgeregt. Da die Haustüre quietscht, wenn man sie aufschließt, steigt sie im Nachthemd durchs Fenster. Wozu sich noch anziehen. Sie läuft zum Gartentor. Zum Glück ist Raudi nicht mehr da. Der würde sich die Seele aus dem Leib kläffen.
Wie einsam es auf der Straße ist. Ulli rennt zur anderen Straßenseite. Ihre Augen gewöhnen sich langsam an die Dunkelheit. Sie muss noch den Graben überspringen, um in Bauer Gerdes Rübenfeld zu kommen. Ein Pflug steht da. Aha, die wollen heute das Feld beackern. Macht nichts. Bis die zu arbeiten anfangen, ist Ulli längst auf und davon. Da, der Telefonmast. Jetzt wird es ernst. Ulli umklammert den Mast mit Händen und Füßen und zieht sich hoch. Im Klettern macht ihr keiner etwas vor. Höher und höher klimmt sie. Die Anstrengung lässt sie schwitzen. Jetzt ist sie oben. Nur nicht wieder abrutschen. Und was macht sie jetzt, um ihre Arme frei zu bekommen? Sie braucht sie für die Flugbewegung. Sie hangelt sich mit einem Bein auf die Stromleitung. Den Kopf hält sie nach unten und lässt die Arme los. Als ihr Bein die elektrische Leitung berührt, durchfährt Ulli ein fürchterliches Kribbelgefühl. Und dann – sie fliegt, sie fliegt tatsächlich.

Ulli fliegt und fliegt und gerät immer mehr in ein nebliges Nichts. Sie möchte jemanden rufen, den lieben Gott, den gefallenen Papa, einen Engel. Doch sie hat keine Stimme mehr. Die ist wohl im Ulli-Körper geblieben. Ihr wird klar, dass sie mit dem Ulli-Körper nicht nur ihre Stimme, sondern auch ihren Namen verloren hat.
„Was nun? Ich bin nur noch Ich, das Ich im Nichts."

Plötzlich taucht der schwarze Mann vor ihr auf. Ulli-Ich atmet tief durch. Nanu, seine Schwarzheit wird immer grauer, heller, weißer, vermischt sich mit dem Nebelnichts.
„Wer bist du?“ fragt Ulli-Ich mit ihrer Gedankenstimme.
„Ich bin der, der dir Ulli gab“, antwortet der jetzt ganz nebelweiße Mann auf die gleiche Weise.
„Du darfst sie nicht verlassen? Deine Zeit ist noch nicht erfüllt.“
„Aber ich…“
„Kein Aber“, unterbricht er Ulli. „Ich bringe dich zurück. Und du bleibst, bis du gerufen wirst. Versprichst du mir das?“
Er wickelt Ulli-Ich in seinen Nebelmantel ein. Das ist das letzte, was sie fühlt.

Ullis Augenlider öffnen sich schwer. Sie liegt in einem fremden Bett und kann sich nicht rühren, weil sie überall eingewickelt ist. Am Fußende stehen Mutti und Omi-Lingen und weinen.
„Was ist los? Bin ich krank?“ Ulli hebt ihren Kopf. Ein Mann im weißen Kittel drückt ihn zurück aufs Kopfkissen.
„Wo bin ich“, fragt Ulli verwirrt.
„Im Krankenhaus“, antwortet der Weißkittelmann. „Streck mal deinen rechten Arm und bewege die Finger.“
Ulli streckt ihren linken Arm und bewegt die Finger. Jetzt hebt der Weißkittelmann die Bettdecke hoch.
„Bewege mal deine Zehe.“
Ulli tut ihm den Gefallen. Was für ein Spiel spielt der mit ihr? So nach und nach sammeln sich ihre Gedanken.
„Richtig, ich war weggeflogen und der Nebelmann hat mich zurück in den zerschmetterten Ulli-Körper gebracht. Eigentlich schade. Aber eigentlich auch wieder nicht. Wenn der liebe Gott mich noch nicht haben will, bin ich bereit, noch etwas aus mir zu machen. Aber er muss mir helfen, mein Vater sein. Bitte lieber Gott, bitte, bitte…“

Worterklärung

bebbern	Meckern, Widerworte geben
bedrippst	bekümmert
betuppen	Hinters Licht führen
blaken	rauchen, qualmen
Care-Pakete	Lebensmittelpakete, die eine ameri-
kanische	Organisation „Care“ den deutschen Flüchtlingen schickte.
Fisimatenten	Schikanen
Fringsen	Mundraub (nach einer Predigt von Kardinal Frings, in der er sagte, Mundraub müsse dem Hungernden erlaubt sein)
fuchsen	sich ärgern
Funzel	Petroleumlampe
gewieft	gerissen, schlau
Glubschaugen	Glotzaugen
glubschen	glotzen
greinen	weinen
jiepern	gelüsten
kiewig	dreist
Kobolz schießen	Purzelbaum schlagen
Marjell	Mädchen
Miete	Grube, in der im Winter Kartoffeln und Rüben eingelagert und mit Erde zugedeckt werden
Modder	Schmutz, Schlamm
Muckefuck	Gerstenkaffee
Mutzkopf	Ohrfeige
paslacken	schuften
Patscheimer	Wischeimer
piefen	pfeifen
piesacken	quälen

plachandern	herumstromern
Placken	Fleck
Poggenteich	Froschteich
Pumuchelskopf	Dummkopf
Puschen	Hausschuhe
Schietke seggt das Lietke	Scheiße sagt die Lisa
Schlafittchen (am Schlafittchen packen)	am Kragen packen
schlittern	rutschen
Schlubberchen	Schlückchen
Schlumske	kleines Kind
Schlorren	Holzpantinen
schniefen	schnauben
Schnute	Mund
schuckeln	schaukeln
stieben	davonlaufen
stiemen	schneien
verklickern	erklären
verpönt	verachtet
Vesper	Nachmittagkaffee
zerdeppern	zerschlagen
zerpliesern	zerknüllen
Zischken	Tannen-/Fichtenzapfen